5-7, rue de l'Ecole-Polytechnique, 75005 Paris

www.editions-harmattan.fr

ISBN : 978-2-14-025602-8
EAN : 9782140256028

LA COOPÉRATION SANITAIRE INTERNATIONALE FACE AU VIRUS EBOLA

Le cas de l'épidémie de 2018-2020 en RD Congo

Collection « Études africaines »

dirigée par Denis Pryen et son équipe

Forte de plus de mille titres publiés à ce jour, la collection « Études africaines » fait peau neuve. Elle présentera toujours les essais généraux qui ont fait son succès, mais se déclinera désormais également par séries thématiques : droit, économie, politique, sociologie, etc.

Dernières parutions

Abbé Nestor SALUMU NDALIBANDU, *La philosophie au service de la société en Afrique, Le cas de la RDC*, 2022.

Abbé Nestor SALUMU NDALIBANDU, *La responsabilité sociale du philosophe face à la guerre en Afrique, Enjeux et perspectives*, 2022.

Gilbert GERMAIN, *Non à un plan Marshall pour l'Afrique subsaharienne*, 2022.

Azza BCHIR, *La tragédie de la performativité*, 2022.

Laurent TAGNE, *Les TIC dans le système éducatif camerounais. Cas de l'enseignement secondaire,* 2022.

Guila THIAM, *Les médias africains à l'heure de la rupture. Vers un grand rétablissement*, 2022.

André NIKWIGIZE, *Ethnisme et tragédies au Burundi, De l'identité nationale à l'identité ethnique*, 2022.

Léandre Serge MOYEN, *L'impossible État fédéral africain. Les droits fondamentaux à l'épreuve des identités culturelles nationales*, 2022.

Charlie MBALLA (dir.), *L'Etat dans les Afriques. Etat des lieux en Afrique subsaharienne,* 2022.

El Hadji Malick NDIAYE, *Ce que les GAFAM font aux médias africains. Enjeux socioéconomiques, éditoriaux et politiques de l'infomédiation*, 2022.

Yves-Alexandre CHOUALA, Patrice BIGOMBÉ LOGO et Delmas TSAFACK (dir.), *Le Cameroun et les grandes puissances. Trajectoires et dynamiques de coopération*, 2022.

Jean Christophe TSHIMPAKA BODUMBU, *Le numérique et l'enseignement en RDC, Appropriation des artefacts numériques par les enseignants*, 2022.

Mathilde Certoux

LA COOPÉRATION SANITAIRE INTERNATIONALE FACE AU VIRUS EBOLA

Le cas de l'épidémie de 2018-2020 en RD Congo

L'Harmattan

REMERCIEMENTS

Ce livre est issu d'un mémoire de recherche réalisé en 2020 dans le cadre du master Politiques publiques – Action humanitaire internationale de l'Université Paris-Est Créteil, master entrepris à la suite d'une expérience professionnelle de huit années en qualité d'infirmière. Je tiens ici à remercier l'ensemble des enseignants et intervenants extérieurs du master, qui nous ont permis de développer une posture à la fois réflexive et empirique sur les réalités sociales qui nous entourent. Parmi elles, il a été choisi d'approfondir la façon dont sont politiquement et économiquement appréhendées les questions de santé dans le champ sanitaire international.

Je tiens à ce titre, à remercier tout particulièrement ma directrice de mémoire, Raphaëlle Parizet, pour m'avoir accompagnée dans cette réflexion, ainsi que pour ses précieuses observations sans lesquelles cet ouvrage ne serait pas le même.

J'adresse toute ma reconnaissance à ma grand-mère, Andrée Certoux, ainsi qu'à ma tante, Solange Certoux, pour avoir permis et suivi mes pérégrinations, reflétant toute l'attention qu'elles portent à mon épanouissement.

Mes remerciements vont également à Madame Cécile Prévost, qui grâce à son accompagnement attentif et compassionnel, a su créer les conditions favorables à l'accomplissement de cette entreprise.

Enfin, je tiens à exprimer toute ma gratitude à Benjamin, pour son optimisme indéfectible et sa tendresse, même dans les moments difficiles, pour m'avoir tant soutenue durant la réalisation du mémoire, qu'encouragée à le publier, et ce faisant, accepté de bouleverser nos vies.

SOMMAIRE

DEUXIÈME PARTIE
LA RECHERCHE D'UNE SOLUTION PROPHYLACTIQUE CONTRE EBOLA

TROISIÈME PARTIE
LES DÉFIS OPÉRATIONNELS DE LA RÉPONSE INTERNATIONALE OPPOSÉE À EBOLA EN RÉPUBLIQUE DÉMOCRATIQUE DU CONGO

LISTE DES ACRONYMES

ADPIC	Aspects des droits de propriété intellectuelle liés au commerce
BPC	Bonnes pratiques cliniques
CDI	Cadre de développement intégré
CSU	Couverture sanitaire universelle
DALY	Disability-adjusted life year (Année de vie corrigée du facteur incapacité)
DPI	Droit de propriété intellectuelle
EDS	Enterrements dignes et sécurisés
FICR	Fédération internationale de la Croix-Rouge
GOARN	Global outbreak alert and response network (Réseau mondial d'alerte et d'action en cas d'épidémie)
INRB	Institut national de recherche biomédicale
MINUAUCE	Mission des Nations Unies pour l'action d'urgence contre Ebola
MONUSCO	Mission des Nations Unies pour l'action d'urgence contre Ebola
MSF	Médecins sans frontières
MVE	Maladie à virus Ebola
OCHA	Office for the coordination of humanitarian affairs (Bureau de la coordination des affaires humanitaires des Nations unies)

OIM	Organisation internationale pour les migrations
OMC	Organisation mondiale du commerce
OMS	Organisation mondiale de la Santé
ONG	Organisation non gouvernemental
PAM	Programme alimentaire mondial
PoE	Points d'entrée
PPTE	Pays pauvres très endettés
RCA	République centrafricaine
R&D	Recherche et développement
RDC	République démocratique du Congo
RSI	Règlement sanitaire international
SAGE	Groupe stratégique consultatif d'experts sur la vaccination
SRAS	Syndrome respiratoire aigu sévère
SSP	Soins de santé primaires
UNHCR	United Nations high commissioner for refugees (Haut-Commissariat aux réfugiés des Nations unies)
UNICEF	United Nations international children's emergency fund (Fonds d'urgence international des Nations unies pour l'enfance)
USPPI	Urgence de santé publique de portée internationale

INTRODUCTION

Le virus Ebola doit son nom à une rivière du nord de la République démocratique du Congo (RDC), située non loin du village de Yambuku, où la première épidémie de ce type a été observée en 1976. De la famille des *Filoviridae*, Ebola aurait la chauve-souris pour porteur sain et réservoir naturel, celle-ci pouvant secondairement contaminer de manière épizootique des primates non-humains et autres animaux de la faune sauvage, permettant ainsi au virus de se maintenir au cœur de la forêt, principalement en Afrique centrale. Cinq espèces ont été identifiées au sein du genre *Ebolavirus* : *Zaïre, Bundibugyo, Soudan, Reston* et *Forêt de Taï*[1]. Le virus à l'origine de la récente épidémie en RDC et de celle en Afrique de l'Ouest de 2014 à 2016, appartient à l'espèce *Zaïre*, la plus pathogène.

Le virus Ebola est introduit dans la population humaine à la suite d'un contact étroit avec le sang ou les liquides biologiques d'animaux infectés, vivants ou trouvés morts. Certains d'entre eux, comme l'antilope des bois ou le porc-épic, entrent directement dans la chaîne alimentaire, la consommation de « viande de brousse » étant répandue sur le continent africain. Le virus se propage ensuite par transmission interhumaine, lors de contacts directs avec le sang ou les secrétions corporelles de personnes infectées, mais également à la suite de contacts indirects avec les surfaces ou objets contaminés par les fluides de ces personnes, comme le linge de maison. Ainsi, les activités routinières telles que s'alimenter ou s'occuper d'un proche, les pratiques coutumières notamment les rites funéraires, ou encore l'exercice de certaines fonctions comme la chasse

---

[1] GASQUET-BLANCHARD Clélia, *Ebola, géographie d'un virus. Enjeux socio-spatiaux en Afrique Centrale. Perspectives pour l'Afrique de l'Ouest*, L'Espace Politique, n° 36, juillet 2015, [consulté le 06/11/2019], disponible sur : https://journals.openedition.org/espacepolitique/3475,

ou les soins en milieu sanitaire, peuvent-ils devenir vecteurs de contamination. En revanche, l'absence de transmission par voie aérienne ou lors de la période d'incubation, confère au virus un index de contagiosité inférieur à celui de la grippe, de la rougeole, ou du syndrome respiratoire aigu sévère (SRAS). Les cas secondaires se développent donc essentiellement dans le milieu familial, ainsi que dans les structures sanitaires où l'on observe une transmission nosocomiale importante, difficile à juguler d'une épidémie à l'autre.

La période d'incubation dure en moyenne 2 à 21 jours, au terme desquels les premiers symptômes de la maladie à virus Ebola (MVE) apparaissent, le sujet devenant alors contagieux. Les premiers signes cliniques, peu évocateurs, s'apparentent à un syndrome pseudo-grippal fébrile, similaire à d'autres maladies infectieuses comme le paludisme ou le choléra. En conséquence, la confirmation du diagnostic d'infection à virus Ebola nécessite un prélèvement sanguin interprété en laboratoire de haute sécurité. Non prise en charge, cette zoonose évolue en quelques jours vers une atteinte multiviscérale associant éruption cutanée, troubles digestifs avec vomissements et diarrhées, et insuffisance hépatorénale. En phase terminale, certains sujets présentent un tableau clinique où prédominent des signes neurologiques d'encéphalite et des manifestations hémorragiques internes et externes, raison pour laquelle la MVE était autrefois désignée sous le terme générique de fièvre hémorragique. L'évolution est fatale dans la grande majorité des cas, le décès survenant dans un état de choc favorisé par les pertes liquidiennes liées aux vomissements et aux diarrhées, et par une coagulopathie diffuse dans la moitié des cas. Dans les formes non fatales, la MVE évolue vers la guérison au fur et à mesure de la disparition du virus dans le sang, sous l'effet de la réponse immunitaire. Mais les guérisons spontanées restent rares, la MVE due à l'espèce *Zaïre* affichant un taux de létalité spontanée compris entre 69 et 88 %[2].

La prise en charge des personnes porteuses du virus suppose leur mise à l'isolement, en vue de prévenir toute nouvelle contamination. En l'absence de traitement certifié et de vaccin homologué, l'arsenal thérapeutique contre la MVE a longtemps reposé exclusivement sur les traitements symptomatiques (réhydratation, antipyrétique, *etc.*) qui, administrés précocement, augmentent sensiblement les chances de survie. Depuis l'épidémie en Afrique de l'Ouest, des traitements curatifs sont à l'essai et contribuent à améliorer le pronostic vital des patients porteurs du virus, sans toutefois garantir la guérison. Les traitements les plus prometteurs déployés dans le cadre d'essais cliniques au cours de l'actuelle épidémie en RDC, le REGN-EB3 et le mAb114, permettent respectivement d'abaisser le taux de mortalité à 29 % et 34 %[3].

La période de convalescence, qui peut durer jusqu'à un an, est marquée par une asthénie prolongée avec des séquelles rhumatologiques, neurologiques et oculaires[4]. Les survivants de la MVE sont par ailleurs sujets à des troubles psychiques ; anxiété, dépression, troubles du sommeil et comportements suicidaires sont couramment observés. Le fait d'être confronté à une maladie aiguë potentiellement mortelle, le confinement, les soins prodigués par des

---

[2] AHUKA-MUNDEKE Steve, et al., *Outbreak of Ebola virus disease in the Democratic Republic of the Congo, April-May 2018 : an epidemiological study*, The Lancet, vol. 392, juin 2018, p. 214.
[3] MULANGU Sabue et al., *A randomized controlled trial of Ebola virus disease therapeutics*, The New England Journal of Medicine, décembre 2019, pp. 2300-2303.
[4] OMS, *Soins cliniques pour les survivants de la maladie à virus Ebola*, Organisation Mondiale de la Santé, 2016, p. 8.

soignants dont le visage n'est pas visible en raison des tenues de protection, constituent une expérience traumatisante, particulièrement pour les enfants. En outre, les séquelles physiques peuvent empêcher la reprise du travail, et de nombreux survivants de retour dans leur communauté sont confrontés à la stigmatisation[5].

Mettre fin à la propagation du virus suppose de briser les chaînes de transmission, moyennant un ensemble d'interventions préventives et réactives. Les mesures visant à prévenir de nouvelles contaminations se concentrent sur : (i) la sensibilisation des populations aux facteurs de risque de l'infection par le virus Ebola et aux mesures de protection à adopter au quotidien ; (ii) le renforcement des procédures d'hygiène dans les établissements de soins ; (iii) le recours à des inhumations répondant à des standards d'hygiène renforcés, également nommées « enterrements dignes et sécurisés » (EDS). Les interventions de nature réactive sont quant à elles conditionnées à l'identification des sujets susceptibles d'avoir été en contact avec une personne infectée par le virus Ebola, et nécessitent la mise en place de campagnes de recherche. Une fois identifiés, les « contacts » des cas de MVE et leurs propres contacts, bénéficient d'un suivi de leur état de santé durant 21 jours et se voient proposer le vaccin rVSV-ZEBOV-GP. Celui-ci est également conseillé aux intervenants pouvant être amenés à prendre en charge un cas de MVE, notamment les professionnels de santé. Enfin, l'apparition de symptômes évocateurs donne lieu à une hospitalisation en isolement de haute sécurité, en vue de prévenir toute propagation ultérieure.

Ce rapide tour d'horizon de la MVE et des opérations déployées pour la contrer, s'appuie sur des observations

---

[5] *Ibidem*, p. 17.

récentes, spécifiques à deux flambées épidémiques de grande ampleur, celle en Afrique de l'Ouest de 2014 à 2016, plus précisément en Guinée, Sierra Leone et au Liberia, ainsi que celle, toujours en cours, qui affecte la RDC. On dénombre cependant 24 épidémies entre 1976 et 2013, survenues dans 5 pays : la RDC, le Soudan, le Gabon, l'Ouganda et la République du Congo, la RDC payant le plus lourd tribut avec 7 épidémies. Apparues dans des zones faiblement peuplées, ces précédentes épidémies ont recouvert une étendue géographique et temporelle moindre, les chaînes de transmission ayant rapidement été interrompues, limitant ainsi le nombre de victimes. En effet, 17 d'entre elles totalisent moins de 100 décès, les 7 autres ne dépassant pas les 300 décès[6]. Conséquemment, les efforts engagés pour les enrayer ne sont pas comparables au défi logistique qu'a pu représenter l'épidémie en Afrique de l'Ouest avec 11 323 décès[7], ni celle en RDC qui compte à ce jour 2 226 décès[8]. À la densité populationnelle se surimposent d'autres facteurs d'aggravation d'événements épidémiques tels qu'Ebola, comme la mobilité des populations ; la faible résilience des systèmes de santé ; l'absence de traitement préventif et curatif homologué ; les réticences parmi les populations concernées à se soumettre aux procédures d'isolement et d'inhumation ; des symptômes précoces difficiles à distinguer d'autres

---

[6] MARTINER Tue, *Chronology of Ebola Virus Disease outbreaks, 1976-2014*, Public Health Intelligence.org, [consulté le 25 novembre 2019], disponible sur : http://publichealthintelligence.org/content/chronology-ebola-virus-disease-outbreaks-1976-2014

[7] Base de données de l'OMS, [consulté le 12 novembre 2019], disponible sur : https://www.who.int/fr/news-room/fact-sheets/detail/ebola-virus-disease

[8] OMS, *Ebola virus disease. Democratic Republic of Congo. External situation report 73*, 24 décembre 2019, p. 2.

maladies endémiques permettant une progression à bas bruit du virus, particulièrement en Afrique de l'Ouest, région exempte de cas d'Ebola jusqu'en 2014 et donc peu familière du virus ; ou encore, la difficile mise en œuvre des interventions face à un contexte sécuritaire et humanitaire défavorable, pouvant être qualifié de critique concernant la RDC.

Ces facteurs, que nous développerons par la suite, ont contribué à déclarer l'épidémie en Afrique de l'Ouest comme « sans précédent », superlatif qui siérait tout autant au bruit médiatique qu'elle a suscité, mais également au soutien de la communauté internationale. Nous retiendrons comme définition de la communauté internationale, l'ensemble des acteurs étatiques et non étatiques, publics et privés, intervenant régulièrement sur la scène internationale et interagissant de concert pour le bien de l'ensemble, sur la base de règles préalablement établies et admises par tous[9]. Le soutien de la communauté internationale s'est notamment matérialisé par une aide financière de 459 millions de dollars[10] sur une période épidémique de deux ans. Ce chiffre représente près de quatre fois le montant de l'aide versée en moyenne tous les deux ans par le Fonds

---

[9] Cette définition s'appuie sur celle proposée dans : NAY Olivier (dir.), et al., *Lexique de science politique*, 4ème édition, Paris, Dalloz, 2017, p. 132. Nous rejoignons le point de vue des auteurs de l'ouvrage sur la dimension idéologique et peu scientifique du terme « communauté internationale », les acteurs qui la composent constituant un groupe hétérogène car « disposant chacun de répertoires d'action, de représentations et d'intérêts spécifiques, mettant ainsi en œuvre des diplomaties très différentes » (NAY Olivier et al., 2017). Néanmoins, dans le cadre de notre objet d'étude, leur action revêt une certaine homogénéité et se veut solidaire et unies par des intérêts communs.

[10] Base de données de l'OMS, *Ebola response funding*, [consulté le 12 novembre 2019], disponible sur : https://www.who.int/csr/disease/ebola/funding/en/

mondial pour ces trois pays[11], dans le cadre de la lutte contre le paludisme, le VIH/sida, et la tuberculose. Soulignons que ces pathologies auraient entraîné 44 359 décès[12] dans ces pays pour la seule année 2018, le paludisme et le VIH/sida constituant deux des trois premières causes de mortalité dans la région[13].

Cette comparaison des maladies infectieuses en fonction de leur coût humain et financier, si elle n'échappe pas à une certaine forme de trivialité, permet néanmoins un jeu d'échelles qui laisse poindre la fragmentation et le déséquilibre de la coopération sanitaire internationale,

---

[11] Le montant des subventions versées a été calculé sur la base des chiffres avancés dans les rapports d'audit du Fonds mondial pour chaque. Bien que les sommes soient versées tous les deux ans, celles-ci sont présentées sur la base d'une valeur cumulée depuis les années 2000. Les chiffres ont été obtenus par calcul du ratio : (montant total/nombre d'années) x 2. En Guinée, les subventions s'élèvent en moyenne à 41 250 000 millions de dollars tous les deux ans depuis 2003 ; en Sierra Leone à 46 769 230 millions de dollars tous les deux ans depuis 2006 ; au Libéria à 41 200 000 millions de dollars tous les deux ans depuis 2004. Cela porte le montant total des subventions pour les trois pays à 129 219 230 millions de dollars tous les deux ans. Références :
THE GLOBAL FUND, *Rapport d'audit Subventions du Fonds mondial à la République de Guinée*, Genève, The Global Fund, Octobre 2018, p. 8 ;
THE GLOBAL FUND, *Rapport d'audit Subventions du Fonds mondial à la République de la Sierra Leone*, Genève, The Global Fund, Janvier 2019, p. 9 ; THE GLOBAL FUND, *Rapport d'audit Subventions du Fonds mondial à la République du Libéria*, Genève, The Global Fund, octobre 2019, p. 9.

[12] Base de données de l'OMS, [consulté le 12 novembre 2019], disponible sur : http://apps.who.int/gho/data/node.main

[13] GBD 2013 MORTALITY AND CAUSES OF DEATH COLLABORATORS, *Global, regional, and national age-sex specific all-cause and cause-specific mortality for 240 causes of death 1990–2013 : a systematic analysis for the Global Burden of Disease Study 2013*, The Lancet, vol. 385, n° 9963, décembre 2014, p. 129.

s'avérant dans le cas présent au profit d'Ebola. Il n'en a cependant pas toujours été ainsi, car bien que consciente de la pathogénicité du virus, la communauté internationale entretenait un rapport distancié avec la MVE, et ce dans les premiers temps même de l'épidémie en Afrique de l'Ouest. La prise de conscience de la progression fulgurante de l'épidémie interviendra concomitamment à la perception d'Ebola comme menace pour la sécurité internationale, processus opéré sous l'effet de la déclaration d'urgence de santé publique de portée internationale (USPPI) par l'Organisation mondiale de la Santé (OMS). En effet, la coopération internationale en matière de santé, s'insère plus largement dans un système sanitaire international ayant l'OMS pour « autorité directrice et coordinatrice[14] », qui, en vertu du pouvoir que lui confère le Règlement sanitaire international de 2005 (RSI (2005)), peut déclarer une USPPI. Celle-ci reste une mesure exceptionnelle, puisqu'en dehors d'Ebola, elle n'a été décrétée que trois fois : en 2009 pour la grippe A (H1N1), en 2014 pour la poliomyélite et en 2016 pour le virus Zika. Précisons en outre, que par système sanitaire international, nous entendons l'ensemble des acteurs internationaux intervenant dans le champ sanitaire mondial, ces acteurs étant placés en situation d'interdépendance au sein d'un système régulé par des normes et des hiérarchies entre acteurs.

Le tournant marqué par l'épidémie en Afrique de l'Ouest dans l'intérêt porté au virus Ebola, trouve dans une moindre mesure son prolongement dans l'épidémie se déroulant actuellement en RDC. Mêmement qualifiée d'USPPI, elle se voit également opposée une réponse internationale multi-

---

[14] OMS, *Constitution de l'Organisation mondiale de la santé*, Documents fondamentaux, supplément à la 45ème édition, 2006, p. 2, [consulté le 14/11/2019], disponible sur :
https://www.who.int/governance/eb/who_constitution_fr.pdf

acteurs fondée sur des interventions d'urgence, dont nous développerons les modalités ultérieurement. Bien que l'incidence hebdomadaire des cas d'Ebola notifiés, reste à ce jour en deçà de celle ayant prévalu durant l'épidémie en Afrique de l'Ouest, expliquant pour partie l'infériorité du nombre total de décès, sa longévité tend cependant à rejoindre celle de son aînée. Déclarée officiellement le 1er août 2018, l'épidémie vient d'entrer dans son 18ème mois, durée symptomatique des difficultés éprouvées sur le terrain dans la mise en œuvre des interventions visant à endiguer l'épidémie. Ces difficultés, liées aux facteurs d'aggravation que nous évoquions plus haut, seraient responsables de la « mise en échec » de la réponse internationale contre Ebola, tant en Afrique de l'Ouest qu'en RDC, bien que pour cette dernière le terme soit étonnamment peu employé. Au vu des moyens mobilisés, l'enlisement de la réponse internationale en RDC pose cependant question, et invite à interroger les stratégies et actions du système sanitaire international impliquées en amont et durant la crise sanitaire que représente Ebola. En quoi les politiques de santé émanant du système sanitaire international ont-elles échoué à prévenir un phénomène épidémique tel qu'Ebola ? Quels mécanismes interviennent dans la construction d'une « menace » Ebola, et pour quelle finalité ? À quels défis opérationnels est confrontée l'aide internationale déployée en RDC ?

Si la coopération sanitaire internationale mobilisée au cours de l'actuelle épidémie d'Ebola en RDC constitue notre terrain d'enquête, répondre à ces questions conduit nécessairement à élargir notre champ d'analyse. Aussi, nous intéresserons-nous au système ayant convoqué cette coopération pour mettre fin à l'épidémie et au sein duquel elle est soumise à régulation. L'aide internationale est en effet subordonnée aux directives de l'OMS qui, au travers des normes et mesures qu'elle produit, façonne une réponse contre Ebola standardisée et porteuse d'une « promesse technique et scientifique[15] », dont l'accomplissement conditionne l'issue de l'épidémie. L'élargissement du champ d'analyse passe également par l'introduction d'une profondeur diachronique, en vue d'interroger les politiques de santé mondiale successives ayant favorisé ou non, l'emboîtement d'une réponse conçue selon des standards occidentaux dans le contexte spécifique de la RDC. En cohérence avec le terrain d'enquête, nous nous pencherons sur les trois sous-champs sanitaires mobilisés dans l'actuelle épidémie : la lutte contre les maladies infectieuses, le renforcement des systèmes de santé nationaux et la recherche de solutions thérapeutiques et prophylactiques contre Ebola. Enfin, les questions auxquelles nous nous proposons de répondre supposent également de s'ouvrir à l'environnement local. Notre objectif étant de parvenir à une meilleure compréhension des difficultés auxquelles se heurte la réponse contre Ebola, nous nous concentrerons sur les facteurs interférant dans la mise en œuvre des interventions en RDC.

Le choix de notre objet de recherche a nécessairement été influencé par notre appétence pour les questions de santé, mais également par notre volonté d'appréhender ce qui se joue sur la scène internationale en matière de santé, comme en témoigne la délimitation de notre cadre analytique. Bien que consciente des défis techniques et

[15] Concept emprunté à l'analyse des innovations biotechnologiques de Pierre-Benoît Joly et transposé aux innovations de l'aide humanitaire dans : CARÉMEL Jean-François, LANDRY B. FAYE Sylvain, OUEDRAOGO Ramatou, *La réponse « humanitaire » à l'épidémie d'Ebola en Guinée : entre routines et exceptions,* dans : HOFMAN Michel, SOKHIENG Au, *La politique de la peur. Médecins sans frontières et l'épidémie d'Ebola*, Saint-Jans-Molenbeek, Renaissance du livre, 2017, p. 105.

médicaux que rencontrent les acteurs de la réponse contre Ebola, nos connaissances sur le sujet étaient somme toute limitées. Nos premières investigations ont néanmoins rapidement confirmé notre intuition, celle que les enjeux soulevés par Ebola offrent une grille de lecture originale et éclairante des rouages du système sanitaire international. Dans la mesure où cet ouvrage s'inscrit dans un travail préliminaire de recherche et compte tenu de nos lacunes initiales, notre démarche est avant tout exploratoire et qualitative, avec pour objectif de porter un matériau dense, plus ou moins explicite, à un niveau de compréhension suffisant. Deux approches épistémologiques ont ainsi été mobilisées de façon complémentaire pour l'analyse. Nous y faisions précédemment allusion, la mise en perspective diachronique s'est avérée déterminante dans la contextualisation de notre objet d'étude. En outre, considérant la réponse contre Ebola comme un système — puisque constituée d'un ensemble d'interventions interdépendantes formant un tout cohérent et au service d'une même finalité — nous avons eu recours à une approche systémique, afin d'appréhender son fonctionnement et les interactions avec son environnement. Par ailleurs, ce travail a nécessité la prise en compte de différents niveaux d'analyse. Aussi alternerons-nous entre le niveau macrosociologique, ici représenté par le système sanitaire international ; le niveau mésosociologique, où l'on observe les relations entre organisations internationales, acteurs étatiques et non gouvernementaux ; et le niveau microsociologique, afin de rendre compte des stratégies individuelles. Ainsi, l'angle d'étude retenu pour cette recherche se situe à l'intersection des relations internationales, de l'analyse des politiques publiques et de la sociologie.

Étant donné l'éloignement géographique de l'objet de recherche comme des acteurs étudiés, et compte tenu du temps imparti pour les analyser, des méthodes telles que les entretiens ou l'observation participante ont dû être écartées. Ceci est dommageable, dans la mesure où les études en sciences sociales relatives à l'actuelle épidémie d'Ebola en RDC sont encore très peu nombreuses. Par conséquent, la revue de la littérature effectuée porte sur les deux épidémies, celle en RDC et celle en Afrique de l'Ouest. Ce travail s'appuie sur des ouvrages et articles académiques, mais également sur une abondante littérature grise (rapports et documents institutionnels), de la littérature technique (articles de médecine et scientifiques) et des articles de presse. Deux corpus couvrant la période du 1er août 2018 au 31 décembre 2019 ont notamment été consultés : les 74 bulletins épidémiologiques hebdomadaires de l'OMS relatifs à l'épidémie en RDC et les 63 articles du journal *Le Monde* portant sur ce sujet.

Dans cette réflexion sur l'agencement de la réponse internationale opposée à Ebola, nous verrons dans la première partie que les préoccupations autour des maladies infectieuses, sont constitutives de l'émergence d'une coopération sanitaire internationale, dont l'institutionnalisation a donné naissance à l'OMS. Bien que celle-ci revendique une conception holiste de la santé, la place des maladies infectieuses sur la scène internationale reste prépondérante, et ce, au détriment de l'attention portée aux systèmes de santé nationaux, pourtant destinés à les combattre. Nous verrons également dans quelle mesure certaines de ces maladies infectieuses font l'objet d'un traitement sécuritaire, particulièrement prégnant dans le cas d'Ebola. La réponse à l'épidémie en RDC étant axée sur l'utilisation de moyens thérapeutiques et prophylactiques non homologués, nous aborderons dans la deuxième partie les aspects de la recherche et développement (R&D) pharmaceutique. L'étude des tentatives de régulation de l'industrie pharmaceutique par le système sanitaire international, nous éclairera sur les raisons ayant présidé au retard de développement de solutions thérapeutiques et prophylactiques contre Ebola. Par ailleurs, l'insertion progressive des entreprises pharmaceutiques dans le système sanitaire international nous permettra de suivre en filigrane les évolutions de ce système, notamment sous l'effet de l'institutionnalisation des partenariats public-privé (PPP). Ces éléments portés à notre connaissance, nous spécifierons le développement du vaccin rVSV-ZEBOV-GP, actuellement utilisé en RDC grâce au soutien financier d'un PPP. La dernière partie sera consacrée à l'opérationnalité de l'aide internationale en RDC. Nous développerons la situation politique, socio-économique et sécuritaire dans laquelle se déroule l'épidémie. Cette contextualisation du terrain d'intervention nous permettra d'aborder les modalités des opérations déployées, et de se représenter les difficultés éprouvées dans leur mise en œuvre. Enfin, nous proposerons une relecture critique des facteurs contextuels communément avancés pour justifier la progression de l'épidémie. Nous nous intéresserons en particulier au phénomène des « résistances communautaires », terme utilisé pour signifier les actes hostiles et le manque de compliance des populations locales à l'égard des interventions.

PREMIÈRE PARTIE

LE VERROUILLAGE SÉCURITAIRE AUTOUR DU VIRUS EBOLA

Depuis sa découverte en 1976, le virus Ebola n'avait suscité qu'une indifférence polie, quasi-générale au sein de la communauté internationale, et ce, jusqu'en 2014 lors de sa diffusion exponentielle en Afrique de l'Ouest. L'attentisme qui prévaut en ce début d'épidémie lui laisse toute latitude pour poursuivre sa progression, conduisant vainement Médecins sans frontières à la qualifier comme « hors de contrôle ». L'inaction ne cèdera qu'avec la prise de conscience de la contagiosité du virus, faisant craindre son expansion internationale. Sa conversion en menace sécuritaire, va agir comme un puissant vecteur de coopération internationale, dont bénéficie l'actuelle épidémie en RDC, bien qu'entre-temps, l'inquiétude se soit quelque peu dissipée et avec elle, l'investissement dans les efforts de riposte. Dans cette partie, nous avons souhaité mettre en lumière les mécanismes à l'œuvre dans la construction d'une « menace » Ebola, et les limites d'une telle approche. Nous verrons dans un premier temps, que cette préoccupation pour les menaces sanitaires est constitutive de l'émergence d'un système sanitaire international, qui s'est attaché à mettre en place des instruments juridiques non contraignants pour les prévenir, et dont le Règlement sanitaire international représente l'aboutissement. Cependant, la mise en œuvre du Règlement sanitaire international lors des deux dernières épidémies d'Ebola, s'est heurtée aux défaillances des systèmes de santé nationaux. Bien que ces faiblesses fassent l'objet d'une attention particulière, nous verrons que les approches systémiques des politiques de santé propices au renforcement des capacités de base des structures sanitaires, ont été éclipsées au profit des approches dites « verticales », dans lesquelles les maladies infectieuses occupent une place prépondérante. Nous considèrerons ensuite la prééminence des maladies infectieuses, comme corrélative d'un double processus d'internationalisation et de sécurisation qui, comme nous le développerons dans le dernier chapitre, s'avère inédit dans le cas d'Ebola.

Chapitre 1.

L'ancrage sécuritaire de la coopération sanitaire internationale

Les premières mesures de santé publique internationale apparaissent au milieu du XIVe siècle, en réponse à la pandémie de Peste noire qui sévissait alors sur les continents asiatique, africain et européen. C'est à cette période que sont instaurées pour la première fois des pratiques d'isolement telles que les quarantaines et les cordons sanitaires. Ces mesures vont être institutionnalisées au niveau national en vue de protéger les populations contre les maladies infectieuses ultérieures[16]. En l'absence de moyen thérapeutique efficace, la peur de la contagion va motiver l'entrée de la santé dans le champ des relations internationales, par le biais de la sécurité sanitaire.

Ce n'est que cinq siècles plus tard, à la suite des grandes épidémies européennes de choléra entre 1830 et 1847, qu'une réelle collaboration sanitaire internationale voit le jour, avec la tenue en 1851 à Paris de la première Conférence sanitaire internationale. En cette fin du XIXe siècle, les débuts de la première mondialisation contemporaine s'accompagnent d'une révolution des transports, propice à la propagation

---

[16] GÉRARD Fabre, *Épidémies et contagions. L'imaginaire du mal en Occident. Paris*, Presses Universitaires de France, Collection « Sociologie d'aujourd'hui », 1998, pp. 113-133.

d'épidémies telles que la peste, la fièvre jaune ou le choléra. Les mesures de quarantaine visant à s'en prémunir se multiplient, entravant les échanges commerciaux et rendant impérieux le besoin d'une coopération. C'est donc au motif de préserver leurs intérêts économiques que l'Empire ottoman et onze États européens vont se réunir à Paris, en vue de réduire la durée des mesures de quarantaine jugées trop coûteuses, et de limiter ainsi les entraves au commerce et aux transports. À l'issue de cette première conférence, un Règlement sanitaire international (RSI) est adopté, mais seuls la France, le Portugal et le Royaume de Sardaigne le ratifient[17]. Ce travail normatif issu d'une coopération intergouvernementale se poursuit au cours de la deuxième moitié du XIXe siècle, et donne lieu à huit conventions sanitaires internationales, avant tout soucieuses de préserver le libéralisme économique mais également, d'assurer la « mission civilisatrice » dans laquelle l'Europe est alors investie auprès de ses colonies[18]. Les fondements d'un droit sanitaire international ainsi posés, révèlent cette tension entre santé et intérêts économiques, tension constitutive de la santé publique internationale.

Au début du XXe siècle, la coopération sanitaire internationale s'institutionnalise avec la création d'organisations sanitaires à vocation universelle, comme l'Office international d'hygiène publique en 1907 à Paris, dont le rôle est limité à la collecte et à la diffusion de données épidémiologiques. En 1923, la Société des Nations, sous l'impulsion de la fondation Rockefeller, se dote de

---

[17] HILLEMAND Bernard, SÉGAL Alain, *Les six Conférences sanitaires internationales de 1851 à 1885 prémices de l'organisation mondiale de la santé*, Paris, Histoire des sciences médicales, tome XLVII, n° 1, 2013, pp. 131-138.

[18] PAILLETTE Céline, *Épidémies, santé et ordre mondial. Le rôle des organisations sanitaires internationales, 1903-1923*, Monde(s). Histoire, Espaces, Relations, Presses universitaires de Rennes, n°2, 2012/2, p. 238.

l'Organisation d'hygiène qui, outre un rôle de veille épidémiologique, propose un appui technique aux administrations sanitaires nationales. Au lendemain de la Seconde Guerre mondiale et de la dissolution de la Société des Nations, ces deux instances seront incorporées à l'OMS lors de sa création le 7 avril 1948 au sein du nouvel ordre international érigé par les Nations unies[19].

Si l'amélioration de la santé des populations ne figurait pas au premier rang des priorités des organisations internationales créées dans l'entre-deux-guerres, l'OMS va se démarquer de ses prédécesseurs en se donnant pour mission « d'amener tous les peuples au niveau de santé le plus élevé possible[20] », objectif proclamé dans l'article premier de sa Constitution.

À cet égard, l'OMS invite les parties contractantes dans le préambule de sa Constitution, à accepter neuf axiomes[21]. Le premier définit la santé comme « un état de complet bien-être physique, mental et social, [qui] ne consiste pas seulement en une absence de maladie ou d'infirmité ». Les suivants précisent notamment que « la santé de tous les peuples est une condition fondamentale de la paix du monde et de la sécurité », et que « l'inégalité des divers pays en ce qui concerne l'amélioration de la santé et la lutte contre les maladies, en particulier les maladies transmissibles, est un péril pour tous », établissant ainsi un lien de causalité direct entre santé et sécurité.

---

[19] PAILLETTE Céline, *Épidémies, santé et ordre mondial. Le rôle des organisations sanitaires internationales, 0p. cit.*, pp. 238-255.
[20] OMS, *Constitution de l'Organisation mondiale de la santé*, Documents fondamentaux, supplément à la 45ème édition, 2006, p. 2, [consulté le 14/11/2019], disponible sur : https://www.who.int/governance/eb/who_constitution_fr.pdf
[21] *Ibidem*, p. 1.

Afin d'atteindre le but énoncé dans son acte fondamental, l'OMS se voit attribuer 22 fonctions édictées dans l'article 2 de sa Constitution et dont la première est d'« agir en tant qu'autorité directrice et coordonnatrice, dans le domaine de la santé, des travaux ayant un caractère international[22] ». Les autres fonctions peuvent être regroupées en 5 domaines d'interventions principaux : (i) définir des normes et standards internationaux ; (ii) fournir une assistance technique aux gouvernements en cas d'urgence ou pour renforcer leurs services de santé nationaux ; (iii) assurer un rôle de veille sanitaire ; (iv) stimuler la recherche scientifique ; (v) promouvoir la formation du personnel sanitaire. Le rôle opérationnel de l'OMS apparaît somme toute limité et elle n'a pas vocation à intervenir sur le terrain. Ses qualités d'expertise lui confèrent en revanche une crédibilité scientifique et morale, à même d'insuffler des politiques sanitaires et de soutenir leur mise en œuvre dans les programmes gouvernementaux.

En vertu de ses articles 21 a) et 22, la Constitution de l'OMS confère à l'Assemblée de la Santé autorité pour « adopter des règlements concernant : telle mesure sanitaire et de quarantaine ou toute autre procédure destinée à empêcher la propagation des maladies d'un pays à l'autre[23] ». Ces règlements entrent en vigueur à l'égard de tous les États membres selon le principe de *contracting out*. Ils ont donc valeur d'obligation en l'absence de signature ou de ratification, exception faite des États membres qui les refuseraient expressément dans un délai prescrit. Depuis sa création, l'OMS n'a mobilisé son pouvoir réglementaire qu'à deux reprises. Le Règlement n° 1, relatif à la nomenclature des maladies et causes de décès est promulgué en 1948. Les États

---

[22] *Ibidem*, p. 2.

[23] OMS, *Constitution de l'Organisation mondiale de la santé, Op. cit.*, pp. 7-8.

membres sont ainsi tenus d'établir et de publier les données statistiques de mortalité et de morbidité relative à leur territoire. Le Règlement n° 2 ou Règlement sanitaire international, voit le jour dès 1951 et sera révisé à plusieurs reprises par la suite. La multiplicité des conventions sanitaires internationales mentionnées plus haut, et leur obsolescence en raison des progrès de l'épidémiologie, ont rendu impérative la formulation d'un texte juridique unique pour « assurer plus efficacement le maximum de sécurité contre la propagation des maladies d'un pays à un autre, avec un minimum de gêne pour le trafic mondial[24] ».

Le RSI (1951) prescrit un certain nombre de conditions sanitaires que les États membres s'engagent à appliquer à toute forme de transport pour éviter la propagation de maladies. Les mesures sanitaires à mettre en œuvre en cas d'épidémie ne concernent que six maladies dites « quarantenaires » (peste, choléra, fièvre jaune, variole, typhus à poux et fièvre récurrente à poux), limitant ainsi le champ d'application du Règlement. Par ailleurs, les États sont tenus de notifier à l'OMS toute apparition d'une maladie quarantenaire sur leur territoire et de l'informer de son évolution. Il revient ensuite à l'OMS de partager l'information auprès de la communauté internationale par le biais de *Relevés épidémiologiques hebdomadaires.*

Révisé en 1969 puis amendé en 1973 et 1981, les modifications minimes apportées au RSI le rendent caduc devant l'apparition de nouveaux agents infectieux et face à la résurgence des crises sanitaires internationales dans les

---

[24] OMS, *Règlement Sanitaire International du 25 mai 1951 (Règlement n° 2 de l'Organisation mondiale de la santé)*, Genève, 1951, [consulté le 14/11/2019], disponible sur : https://www.admin.ch/opc/fr/classified-compilation/19510087/index.html

années 1990. Les limites du RSI (1969) résident dans sa faible portée (il ne concernait plus que trois maladies), dans sa dépendance vis-à-vis des notifications par les États membres, et dans l'absence de dispositif de coordination internationale. L'épidémie de SRAS (syndrome respiratoire aigu sévère) en 2003 met cruellement à jour l'inefficacité du RSI (1969) et va accélérer sa révision amorcée en 1995. Avec près de 800 décès[25], le coût en vie humaine reste largement inférieur à d'autres pandémies. En revanche, la panique collective a entraîné 60 milliards de dollars[26] de pertes pour l'économie des pays asiatiques. Aussi peut-on avancer, que l'argument économique semble davantage présider à l'élaboration d'un système de sécurité sanitaire effectif.

Après dix ans de travaux, le nouveau Règlement sanitaire international, dit RSI (2005) entre en vigueur le 15 juin 2007. Son objectif vise à « prévenir la propagation internationale des maladies, à s'en protéger, à la maîtriser et à y réagir par une action de santé publique proportionnée et limitée aux risques qu'elle présente pour la santé publique, en évitant de créer des entraves inutiles au trafic et au commerce internationaux[27] ». Si le but est inchangé, son champ d'application s'ouvre à tout événement susceptible de constituer une urgence de santé publique de portée internationale (USPPI), qu'elle qu'en soit la source. Le constat d'USPPI appartient discrétionnairement au Directeur général de l'OMS — après avis du Comité d'urgence du RSI — et l'habilite à formuler des recommandations temporaires non contraignantes ayant force normative. La déclaration d'USPPI est également un appel à

---

[25] OMS, *Rapport sur la santé dans le monde 2007 : la sécurité sanitaire mondiale au XIXe siècle : un avenir plus sûr*, France, 1er août 2007, p. 39.

[26] *Ibidem,* p. 39.

[27] OMS, *Règlement sanitaire international (2005)*, 3ème édition, France, 2007, p. VII.

mobiliser un soutien politique, financier et technique à l'endroit des États membres, des organisations internationales et régionales, et du secteur privé. En organisant les actions au niveau national et international, le RSI (2005) devient le principal vecteur de sécurité sanitaire internationale. Il est par ailleurs juridiquement plus contraignant pour les États parties concernant la notification des événements et concernant les capacités de base en santé publique à acquérir pour la surveillance et l'action.

Cette dernière obligation faite aux États parties, considérée comme l'une des dispositions les plus importantes du RSI (2005), est fortement dépendante du niveau de résilience des systèmes de santé nationaux. Un délai initial de cinq ans à partir de la mise en application du RSI (2005), va être accordé aux États membres pour atteindre un niveau de capacité en santé publique suffisant. En 2012, l'évaluation réalisée à l'issue du délai imparti montre que seuls 42 des 193 États y sont parvenus, tandis que 118 États obtiennent un délai supplémentaire de deux ans[28]. À cette date, le continent africain comptabilise la plus grande proportion de pays les moins avancés dans le processus. Lors de la deuxième commission d'évaluation en 2015, le nombre d'États parties ayant satisfait à leurs obligations s'élève à 64[29]. Ces rapports ne spécifient pas les avancées pour chaque pays, mais font néanmoins le lien entre fragilités des systèmes de santé et difficultés pour les États à remplir leurs engagements. Cette commission sera par la suite remplacée par un système d'auto-évaluation ou Évaluation externe conjointe des principales

---

[28] OMS, *Implementation of the International Health Regulations (2005)*, 2013, p. 10.

[29] OMS, *Implementation of the International Health Regulations (2005). Report of the Review Committee on Second Extensions for Establishing National Public Health Capacities and on IHR Implementation*, 2015, p. 2.

capacités RSI (EEC), à laquelle les États sont invités à se soumettre annuellement. Concernant la RDC, la dernière EEC date de mars 2018, peu avant l'épidémie d'Ebola. Sur les 48 indicateurs retenus pour l'évaluation, aucun n'obtient le score de « capacité pérenne », 2 obtiennent celui de « capacité démontrée », 24 celui de « capacité limitée », et 22 celui de « capacité inexistante ». Aucun des 19 domaines techniques auxquels se rapportent ces indicateurs n'est épargné, tant en matière de surveillance, de préparation en cas d'urgence ou de moyens médicaux et en personnels, pour n'en citer que quelques-uns, illustrant bien le niveau de préparation du pays face à l'épidémie à venir[30].

Le RSI (2005), en posant un cadre juridique, structure et formalise la coopération sanitaire internationale. Néanmoins, de par son objet et sa portée, cette coopération est avant tout envisagée d'un point de vue sécuritaire et se heurte à un problème de fond, nombreux sont les pays ne disposant pas d'un système de santé suffisamment opérant pour le mettre en œuvre.

---

[30] OMS, *Évaluation externe conjointe des principales capacités RSI de la République démocratique du Congo*, Genève, 2018, pp. 2-3.

Chapitre 2.

Évolution de la prise en compte du renforcement des systèmes de santé nationaux dans les politiques sanitaires internationales

Pourtant, si l'on considère le continent africain, la mise en place de systèmes sanitaires de base opérationnels est une préoccupation qui n'est pas nouvelle. Elle apparaît en effet dès le XIXe siècle avec le déclin démographique des colonies. Force est de constater pour les puissances européennes, que la colonisation s'accompagne d'une dégradation de l'état de santé des populations locales, non seulement en raison de leur exploitation, mais également en raison d'une plus grande circulation des personnes et donc des agents infectieux. Soucieuses de préserver leurs intérêts économiques, elles vont s'employer à préserver cette main-d'œuvre bon marché en dotant les colonies d'infrastructures sanitaires[31].

Lorsqu'ils accèdent à l'indépendance, les nouveaux États héritent de systèmes de santé embryonnaires, centralisés dans les grandes villes, qu'ils vont par la suite

---

[31] DIANZINGA Scholastique, *Santé et maladies en situation coloniale : l'exemple du Moyen-Congo (1908-1958)*, Brazzaville, Annales de l'Université Marien Ngouabi, 2009, p. 93.

développer selon le modèle occidental hospitalo-centré. D'autres hôpitaux vont ainsi être construits grâce à des financements extérieurs, sans qu'une analyse sérieuse des besoins en santé et des attentes des populations n'ait été au préalable réalisée, et contournant par ailleurs le premier obstacle à un bon niveau de santé : l'accès aux soins. Les coûts de fonctionnement de ces « éléphants blancs » qui restent à la charge des États vont rapidement se révéler exorbitants, réduisant la part de financement des dispensaires et des centres de santé, pourtant indispensables dans les zones rurales mal desservies.

Parallèlement, l'accession de certains pays en développement au statut d'État membre de l'OMS, va accélérer la prise de conscience des inégalités sanitaires grandissantes au sein et entre pays. L'émergence du concept de « santé pour tous » aboutit à la déclaration d'Alma Ata en 1978. L'approche de santé préconisée consiste à mettre l'accent sur les soins de santé primaires (SSP), en développant un réseau de dispensaires en milieu rural, afin d'étendre à toute la population les soins de santé de base à un coût abordable. Si la couverture géographique s'en trouve améliorée, l'objectif fixé lors de la conférence, « donner à tous les peuples du monde, d'ici l'an 2000, un niveau de santé qui leur permette de mener une vie socialement et économiquement productive[32] », ne sera pas atteint. On peut avancer ici plusieurs facteurs explicatifs de cet échec.

Premièrement, l'organisation pyramidale du système de santé défendue lors de la conférence d'Alma Ata semble

---

[32] OMS, *Déclaration d'Alma-Ata sur les soins de santé primaires*, 1978, *Article II*, [consulté le 16/11/2019], disponible sur : https://www.who.int/topics/primary_health_care/alma_ata_declaration/fr/

avoir été mal interprétée, et les vives critiques à l'encontre de son objectif de « santé pour tous », souvent qualifié d'utopique, en ont gêné la compréhension. Constatant que le niveau tertiaire, à savoir les hôpitaux, concentre plus des deux tiers des fonds alloués à la santé, alors qu'il ne prend en charge que 10 à 20 % de la population et que la moitié des fonds sont utilisés pour traiter des affections relevant de l'ambulatoire, l'OMS estime un rééquilibrage nécessaire[33]. L'idée serait de parvenir à une meilleure répartition des ressources en faveur du développement des SSP comme élément de base du système de soins, auquel reviendrait la charge d'orienter vers le milieu hospitalier les patients souffrant d'affections graves relevant de soins techniques. Mais le désengorgement des hôpitaux — continuant de fonctionner comme des gros dispensaires et principalement en direction des classes les plus aisées – n'advient pas, et les SSP vont davantage consister en une prise en charge au rabais des classes les plus défavorisées.

Deuxièmement, les années 1980 sont également celles d'une récession mondiale à la suite des deux premiers chocs pétroliers de 1973 et 1979. Les pays en développement doivent alors faire face à une crise économique liée au fardeau de la dette et à la baisse du prix des matières premières. La diminution des dépenses publiques exigée par les politiques d'ajustement structurel de la Banque mondiale et du Fonds monétaire international, vont avoir des conséquences désastreuses, notamment dans le secteur sanitaire[34]. La baisse des ressources allouées aux systèmes de santé va ainsi neutraliser les efforts faits en direction du

[33] OMS, *Rapport de santé dans le monde 2000. Pour un système de santé plus performant*, France, 2000, p. 16.
[34] DUJARDIN Bruno, et al., *Ajustement structurel, ajustement culturel ?*, Santé Publique, 2003, vol. 15, n° 4, pp. 503-507.

développement du niveau primaire, réforme pourtant prometteuse vers l'accession d'une « santé pour tous ».

Enfin, dans ce contexte socio-économique de crise et de diminution de l'aide publique internationale, la baisse des ressources affectées à la santé va engendrer un changement de stratégie. Le renforcement des systèmes de santé est délaissé au profit d'approches sélectives plus à même d'offrir une réponse rapide, visible et à moindre coût. Concomitamment à l'émergence du VIH/sida, à la résurgence de la tuberculose qui lui est associée, ainsi qu'à celle du paludisme, le nombre de programmes verticaux va se multiplier. À la différence des services de santé généraux qui visent à répondre aux différents besoins de santé de la population desservie, les programmes verticaux s'attachent à fournir des SSP spécifiques, en vue d'endiguer un problème de santé donné. Compte tenu des ressources humaines et financières limitées amenant à une priorisation des problèmes de santé, ils présentent un avantage en termes d'efficience et d'efficacité dans la lutte contre les maladies endémiques, arguments auxquels les bailleurs de fonds, pragmatiques, se montrent sensibles. Ceux-ci sont en effet moins enclins à soutenir des programmes transversaux dispensant des SSP globaux, dont l'efficacité est moins palpable et qui nécessitent un engagement sur le long terme avec le risque de mauvaise gestion des fonds.

Si les programmes verticaux comptent de réels succès à leur actif, tel l'éradication de la variole, leur organisation en silo avec chacun leurs modes de financement, leurs structures, et leurs personnels, conduit à une fragmentation des systèmes de santé et à des échecs, comme celui de la fin annoncée du paludisme, ou encore le faible recul du VIH/sida dans les pays en développement comparé aux efforts fournis. Un vif débat va s'installer entre partisans de l'approche verticale et partisans de l'approche systémique, débat qui culminera dans les années 2000 suite à l'augmentation de la part du financement de programmes visant des maladies spécifiques, en provenance notamment du Fonds mondial de lutte contre le VIH/sida, la tuberculose et le paludisme. En 2008, l'OMS consacre une large partie de son rapport annuel sur la santé dans le monde, à la nécessité de renforcer les systèmes de santé et d'intégrer les interventions prioritaires dans un ensemble complet de soins primaires[35]. Selon Martine Audibert, Directrice de recherche au CNRS[36], « les ressources financières effectivement allouées à cette intégration et au renforcement des systèmes de santé, susceptibles de favoriser l'intégration, restent encore marginales[37] ». Si la revue de la littérature effectuée n'a pour le moment pas permis d'identifier des ouvrages suffisamment étayés pour faire écho à ces propos, les récentes épidémies d'Ebola constituent des preuves flagrantes de la faible résilience des systèmes de santé, tant en Afrique de l'Ouest qu'en RDC. L'occultation d'une approche intégrée qui tendait vers un rapprochement des défenseurs de la démarche verticale et ceux de la démarche horizontale apparaît délétère pour les deux camps. Les programmes verticaux ne peuvent atteindre leurs objectifs en l'absence de système de santé fort, et la surreprésentation des maladies spécifiques dans les flux d'aide conduit à une prise en charge sélective des

---

[35] OMS, *Rapport sur la santé dans le monde 2008. Les soins de santé primaires maintenant plus que jamais*, 2008, Organisation mondiale de la Santé, Genève, pp. 45-62.

[36] Martine Audibert est directrice de recherche émérite au CERDI-CNRS (Centre d'Économie et de Recherches sur le Développement International rattaché au CNRS).

[37] AUDIBERT Martine, et al., *Le développement sanitaire en Afrique francophone*, Diploweb.com : La revue géopolitique, septembre 2015, [consulté le 17/11/2019], disponible sur : https://www.diploweb.com/Le-developpement-sanitaire-en.html#nb8

patients, prioritairement tournée vers ceux souffrant d'une affection intéressant la communauté internationale.

Dans les années 1990, le recul du financement public de la santé dans les pays en développement continue de s'accentuer sous la pression de la crise économique. Les États ne sont plus en mesure de financer en volume et en structure les services publics qui constituent l'essentiel de leur système de santé. La Banque mondiale, en partenariat avec la Commission européenne, propose de financer la réforme des systèmes de santé. Celle-ci rompt avec la gratuité des soins, pour mettre en place la tarification des services de santé expérimentée depuis 1987 en Afrique subsaharienne dans le cadre de l'Initiative de Bamako. Pensée dans la continuité de la conférence d'Alma Ata, elle s'appuie par ailleurs sur une décentralisation des procédures décisionnelles vers les districts et une gestion communautaire des structures de bases, thèmes chers à l'OMS. Elle prévoit en outre, qu'une partie des bénéfices obtenus par le nouveau système soit utilisée pour maintenir l'accès à des soins gratuits pour les plus pauvres[38].

Mais la revitalisation des soins de santé primaires par l'autofinancement des usagers n'a pas lieu. Bien au contraire, la fréquentation des structures de soins de base chute. La gestion participative en l'absence de cadre juridique et du manque d'habitude du fonctionnement démocratique est un échec. L'acquisition de médicaments essentiels génériques à faible prix se heurte aux pressions des firmes pharmaceutiques. Enfin, la notion

[38] RIDDE Valéry, *Politiques Publiques de santé et équité en Afrique de l'Ouest. Le cas de l'Initiative de Bamako au Burkina Faso*, Thèse de doctorat de santé communautaire, sous la direction de Maria De Koninck, Laval, Faculté de médecine et des sciences infirmières, Université Laval, 2005, pp. 5-15.

« d'indigence » qui doit fonder la gratuité des soins n'est pas clairement établie et l'exemption de paiement des soins pour les plus pauvres est peu appliquée[39] [40]. La mise en œuvre néolibérale de l'Initiative de Bamako va ainsi reléguer au second plan la question de l'équité pour un certain nombre d'années.

À l'approche de l'échéance des Objectifs du millénaire pour le développement, dont trois sur les huit formulés ont trait à la santé, force est de constater pour la communauté internationale que leur réalisation est loin d'être avérée. De nouveaux débats émergent sur le futur contenu de l'agenda post-2015, et c'est dans ce contexte que débute les discussions sur la couverture sanitaire universelle (CSU). Celle-ci fait l'objet d'un plaidoyer appuyé en provenance d'organisations internationales telles que l'OMS et la Banque mondiale, d'agences nationales d'aide bilatérale et d'organisations de la société civile, pour finalement devenir l'un des sous-objectifs du nouveau Programme de développement mondial – les Objectifs de développement durable 2016-2030[41].

La CSU repose sur le principe que « tous les individus aient accès aux services de santé dont ils ont besoin sans que cela n'entraîne pour les usagers de difficultés

---

[39] FOIRRY Jean-Pierre, *L'Initiative de Bamako : quels bénéfices pour les populations africaines ?*, La santé au risque du marché : Incertitudes à l'aube du XXIe siècle, Cahiers de l'IUED, n° 11, Genève, Graduate Institute Publications, 2001, pp. 53-69.

[40] RIDDE Valéry, *Op. cit.*, pp. 22-47.

[41] GAUTIER Lara, RIDDE Valéry, *Les politiques visant la couverture sanitaire universelle et les perceptions de la qualité des soins de santé. Risquer la mort pour donner la vie. Politiques et programmes de santé maternelle et infantile en Afrique*, HAL archives-ouvertes.fr, 2017, pp. 75-78.

financières[42] ». En insistant sur la protection du risque financier, l'amélioration de l'accès aux soins comme de la qualité des services, elle aspire à plus d'équité et de justice sociale. Il s'agit davantage d'une mesure incitative pour laquelle les moyens à mettre en œuvre sont laissés à la souveraineté des États, qui se voient accompagnés techniquement et financièrement par les organisations internationales (OMS et Banque mondiale en tête) et d'autres partenaires donateurs[43]. Enfin, elle vise le renforcement des systèmes de santé au travers des réformes engagées au titre de la CSU, les États étant incités à prendre en compte les caractéristiques d'un système de santé performant dans leurs réformes.

L'unique Rapport de suivi de la mise en œuvre de la CSU réalisé par l'OMS date de 2017. Nombre d'indicateurs de suivi présentés dans ce rapport sont antérieurs à 2011 ou n'ont pas encore été renseignés par tous les pays. Il est par conséquent difficile de se représenter l'état d'avancement de la mise en œuvre de la CSU[44], ni d'en mesurer sa portée effective. La Banque mondiale indique quant à elle qu'en 2019, l'écart entre les coûts de financement d'un réseau de service de santé de qualité accessible à tous et les ressources disponibles dans les pays à revenus faible et intermédiaire,

---

[42] OMS, *Faire des choix justes pour une couverture sanitaire universelle : rapport final du Groupe Consultatif de l'OMS sur la Couverture Sanitaire Universelle et Équitable*, Genève, Organisation mondiale de la santé, 2015, pp. VII-XIII.

[43] SENGUPTA Amit, *Couverture sanitaire universelle : Par-delà la rhétorique*, MSP Occasional Paper n° 20, novembre 2013, Kingston, Municipal Services Project, 2013, pp. 7-9.

[44] OMS, *Rapport mondial de suivi 2017 : la couverture santé universelle,* Organisation mondiale de la Santé et Banque internationale pour la reconstruction et le développement, 2017, 16 p.

s'élève à 176 milliards de dollars[45]. Toutefois, le niveau actuel d'aide au développement en faveur de la santé pour combler cet écart, n'est que de 11 milliards de dollars[46]. Par ailleurs, la Banque mondiale précise que ces financements extérieurs, outre leur stagnation ces dernières années, soutiennent principalement des programmes de lutte contre les maladies infectieuses, conduisant l'institution financière à enjoindre les donateurs de diversifier leur soutien, notamment en direction de la CSU.

---

[45] BANQUE MONDIALE, *High-Performance health financing Universal Health Coverage,* International Bank for Reconstruction and Development, Washington, 2019, p. 8.
[46] *Ibidem*, p. 8.

Chapitre 3.

Le cadrage sécuritaire des maladies infectieuses

La tentative lors de la conférence d'Alma Ata en 1978, de rétablir un équilibre d'attention politique entre, d'un côté les maladies infectieuses, et de l'autre, les systèmes de santé dans leur ensemble, semble être restée un vœu pieux. À l'heure de l'avènement de la « santé mondiale », concept largement relayé par la communauté internationale et scientifique, nous nous interrogerons sur les raisons de la place prépondérante des maladies infectieuses.

Dominique Kerouedan nous éclaire à ce sujet sur un point particulièrement intéressant[47]. Le terme de « santé mondial » nous vient de la traduction de « *global health* », terme utilisé pour la première fois en 1997 dans un rapport de l'*Institute of Medicine*, rapport intitulé : « *America's Vital Interest in Global Health*[48] ». Cette instance scientifique reconnue, notamment par les autorités

[47] KEROUEDAN, Dominique, *Géopolitique de la santé mondiale : Leçon inaugurale prononcée le jeudi 14 février 2013*, Paris, Collège de France, 2013, p. 3.

[48] INSTITUTE OF MEDICINE, *America's Vital Interest in Global Health : Protecting our people, enhancing our economy, and advancing our international interest*, Board on International Health, Institute of Medicine, Washington D.C., 1997, 72 p.

politiques américaines, initie le concept de « *global health* » pour illustrer la nécessité de ne plus considérer la santé comme relevant uniquement des compétences nationales. Tout problème de santé pouvant avoir des répercussions néfastes à n'importe quel endroit du globe, il constitue une menace en soi, appelant à une réponse commune. Comme le rapport le rappel dans les lignes qui suivent, ces recommandations interviennent dans un contexte particulier, celui de la progression explosive de l'épidémie de VIH/sida.

Déjà en 1992, un rapport de la même institution intitulé « Infections émergentes : menaces microbiennes à la santé aux États-Unis », conceptualise la notion de « maladies émergentes » et leurs potentielles conséquences en termes de sécurité nationale et mondiale[49]. Cette approche sécuritaire des maladies infectieuses, commune aux deux rapports et émanant d'une institution scientifique réputée, va se diffuser dans les milieux scientifiques. Elle réussit également à convaincre les autorités politiques américaines et les organisations internationales comme l'OMS, qui vont jouer le rôle de « relais institutionnels[50] » et à partir de là, entraîner une série d'effets en cascade en ce qui concerne le VIH/sida.

En 1994, les capacités de l'OMS à contrôler l'épidémie sont remises en cause par ses États membres qui appellent instamment une solution. C'est ainsi que le Programme commun des Nations unies contre le VIH/sida (ONUSIDA)

---

[49] ROLLET Vincent, *Framing SARS and H5N1 as an Issue of National Security in Taiwan: Process, Motivations and Consequences*, dans : Penser les épidémies depuis la Chine le Japon et la Corée, Chapitre II - Épreuves de souveraineté, Extrême-Orient Extrême-Occident n° 37, 2014, pp. 142-143.
[50] *Ibidem.*

voit le jour. Ce programme, qui réunit aujourd'hui dix organisations des Nations unies[51], a pour objectif de coordonner la réponse à l'épidémie. L'absence de progrès significatif amène le Conseil de sécurité des Nations unies six ans plus tard, à adopter la résolution 1308 (2000), qui reconnaît les effets négatifs de la pandémie et souligne que celle-ci, « si elle n'est pas enrayée, peut mettre en danger la stabilité et la sécurité[52] ». C'est la première fois qu'une question de santé est abordée au sein du Conseil de sécurité et qu'elle donne lieu à une résolution. Notons que cette dernière intervient peu de temps après la publication d'un rapport du *National Intelligence Council* (think tank de la CIA), soulignant l'impact des maladies infectieuses, tant en matière de sécurité nationale et internationale, qu'en termes d'instabilité socio-économique[53].

En juin 2001, l'Assemblée générale des Nations unies organise pour la première fois de son histoire une session extraordinaire sur un sujet de santé. Ces trois jours consacrés au VIH/sida aboutissent à une Déclaration d'engagement, qualifiant la pandémie de « crise mondiale[54] » et encourageant la création d'un Fonds mondial pour le VIH/sida et la santé. Celui-ci verra le jour grâce au Secrétaire général Kofi Annan, qui obtient l'engagement financier des États du G8 réunis à Okinawa

---

[51] le FNUAP, l'OICS, l'OIT, l'OMS, le PAM, le PNUD, l'UNESCO, l'UNHCR, l'UNICEF et la Banque mondiale.

[52] ONU, *Résolution 1308 (2000) adoptée par le Conseil de sécurité à sa 4172e séance*, le 17 juillet 2000, p. 2.

[53] CHABROL Fanny, *Le sida en Afrique subsaharienne : perceptions d'un enjeu de sécurité internationale*, Revue internationale et stratégique, vol. 46, n° 2, 2002, p. 132.

[54] ASSEMBLÉE GÉNÉRALE DES NATIONS UNIES, *Déclaration d'engagement sur le VIH/sida, session extraordinaire de l'Assemblée générale des Nations unies sur le VIH/sida*, Résolution A/RES/S-26/2, 27 juin 2001, p. 6.

en 2000, puis à Gênes en 2001. Mais ce Fonds mondial, qui est un partenariat public-privé, se limitera à cibler trois maladies : le VIH/sida, la tuberculose et le paludisme.

Un processus de sécurisation similaire, entraînant l'entrée de questions de santé dans l'arène politique, est observé pour d'autres épidémies telles que celle de SRAS en 2003, ou celle de grippe aviaire à virus H5N1 en 2005. Vincent Rollet identifie cinq éléments principaux dans ce processus de sécurisation : (i) les acteurs qui conçoivent le problème comme relevant de la sécurité sont perçus comme légitimes, ces « entrepreneurs de la sécurité » sont avant tout des décideurs politiques ou des groupes de pression ; (ii) dans le discours de ces acteurs, le problème est présenté comme une menace ; (iii) un objet de référence comme victime potentielle de cette menace est identifié, cet objet pouvant être d'étendue variable (État, région, monde, ou encore individu) ; (iv) des mesures exceptionnelles effectives sont mises en œuvre ; (v) ces mesures exceptionnelles sont acceptées par la population ciblée[55].

La sécurisation des épidémies abordées précédemment, a eu pour effet d'en accroître considérablement la visibilité, les propulsant dans une relative unanimité au rang de priorités. Ce faisant, d'importantes ressources humaines et financières ont pu être mobilisées, à un niveau tel qu'il paraît difficilement probable qu'il eût été atteint par d'autres mécanismes. Ces ressources ont été affectées à la mise en œuvre de mesures relevant majoritairement du domaine de la préparation aux urgences, en vue de répondre efficacement à la « menace ». À ce titre, la gestion de l'épidémie de grippe aviaire à virus H5N1 en 2005 est un

---

[55] ROLLET Vincent, *Framing SARS and H5N1 as an Issue of National Security in Taiwan: Process, Motivations and Consequences, Op. cit.* pp. 144-145.

succès, puisque aucune victime n'est à déplorer, contrairement à la prédiction alarmiste des Nations unies qui annonçait 150 millions de morts potentiels[56]. Cependant, dans le cas de l'épidémie sur le long cours qu'est le VIH/sida, l'approche techniciste se révèle insuffisante, particulièrement en Afrique, et se heurte aux déterminants structurels de la maladie. Enfin, la sécurisation d'une épidémie peut également être motivée par le désir de certains gouvernements de renforcer leur autorité, ou de prouver leur efficacité et d'accroître leur prestige auprès de la communauté internationale. Ce fut notamment le cas à Taïwan pour l'épidémie de SRAS, où pour assurer sa réélection, le président Chen Shui-bian va instrumentaliser l'épidémie[57].

Notons que les différents événements que nous avons évoqués dans ce chapitre, interviennent concomitamment à l'émergence d'un nouveau paradigme de sécurité popularisé en 1994 par le Programme des Nations unies pour le développement (PNUD) : la sécurité humaine. Au sortir de la guerre froide, la défense de l'intégrité territoriale de l'État comme enjeu de sécurité prioritaire s'estompe, tandis que le processus de mondialisation qui s'accélère dans les années 1990 engendre un élargissement du spectre des menaces aux risques non militaires transnationaux, laissant percevoir les limites d'une sécurité stato-centrée. Ce réaménagement de l'ordre international entraîne un glissement de référent de l'État vers l'individu, conduisant

---

[56] *At the UN : This Virus Has an Expert Quite Scared*, The New York Times, 28 mars 2006, cité par ROLLET Vincent, *Nouveau concept de sécurité et gestion des épidémies en Chine*, dans : La réforme du droit et les transformations de la notion de la sécurité en Chine, Politique et Sociétés, vol. 25, n° 2-3, 2006, p. 78.

[57] ROLLET Vincent, *Framing SARS and H5N1 as an Issue of National Security in Taiwan: Process, Motivations and Consequences*, *Op. cit.* pp. 158-160.

à une démultiplication des objets de sécurité : sécurité environnementale, sécurité économique, sécurité politique, sécurité sociale, sécurité sanitaire, pour n'en citer que quelques-uns. Regroupés sous le terme de sécurité humaine par le PNUD, puis relayés par la Commission sur la sécurité humaine créée en 2000, ces objets forment un nouveau paradigme sécuritaire qui intègre les pandémies parmi les menaces susceptibles de porter atteinte à la sécurité des individus. Tout en se juxtaposant à la sécurité stato-centrée, la sécurité humaine est assimilée par le système de sécurité collective, non sans une certaine distorsion de ce dernier dans le cas d'Ebola, comme nous allons le voir maintenant.

Chapitre 4.

Ebola : un processus de sécurisation inédit

Depuis sa découverte en 1976 sur le sol congolais, jamais le virus Ebola ne s'est répandu aussi largement et n'a fait autant de victimes que lors de la flambée épidémique en Afrique de l'Ouest de 2014 à 2016. Ainsi, parmi la trentaine d'épidémies dues à cet agent pathogène ayant précédemment touché l'Afrique, aucune n'a dépassé le cap des trois cents morts. Les plus meurtrières sont celles survenues en 1976 (280 morts) et en 1995 (254 morts), respectivement au nord et à l'ouest de la RDC, suivies de celle en 2000 (224 morts) dans le nord de l'Ouganda[58]. Évoluant dans des régions retirées et faiblement peuplées, les épidémies antérieures à 2014 se sont rapidement éteintes d'elles-mêmes et n'ont pas constitué un enjeu de santé mondiale propre à attirer l'attention de la communauté internationale. S'inscrivant dans une certaine continuité, cette dernière ne prendra que tardivement la mesure du potentiel épidémique d'Ebola en Afrique de l'Ouest.

L'épidémie d'Ebola se déclare pour la première fois dans cette partie du continent le 26 décembre 2013, dans le village peu peuplé (31 foyers) de Meliandou, situé au sein

---

[58] MARTINER Tue, *Chronology of Ebola Virus Disease outbreaks, 1976-2014*, *Op. cit.*

d'une zone forestière du sud-est de la Guinée, au carrefour des frontières avec le Liberia et la Sierra Leone[59]. Le cas index[60] est un garçon de 18 mois qui décède deux jours après l'apparition des premiers symptômes. Rapidement, les personnes ayant été en contact avec l'enfant tombent malades à leur tour. Présentant un tableau clinique peu évocateur, leur décès est attribué au virus du choléra qui sévit dans la zone. Durant les semaines qui suivent, l'épidémie se propage silencieusement dans toute la région de Guinée forestière. Devant un taux de létalité élevé, peu compatible avec le choléra, les autorités sanitaires de la région de Guinée forestière finissent par alerter le 21 mars le ministère de la Santé sur la présence d'un *cluster* d'une maladie inconnue, caractérisée par de la fièvre, des vomissements et une diarrhée aiguë. Le ministère de la Santé en informe le Bureau régional de l'OMS pour l'Afrique, et une investigation est menée conjointement entre le ministère de la Santé, l'OMS et Médecins sans frontières (MSF). Présente dans la région où elle mène plusieurs programmes, MSF détient par ailleurs des connaissances sur Ebola pour y avoir déjà été confrontée. Ces expertises conjointes restent néanmoins soumises à l'identification du virus par analyse sanguine. La Guinée ne disposant pas de laboratoire de haute sécurité de type P4, les échantillons prélevés sont envoyés à l'Institut pasteur de Lyon et reviennent positifs au virus Ebola *Zaïre* le 22 mars 2014, date à laquelle l'OMS annonce officiellement

---

[59] OMS, *Les origines de l'épidémie d'Ebola 2014*, *Une année d'épidémie d'Ebola*, janvier 2015, [consulté le 05/12/2019], disponible sur : https://www.who.int/csr/disease/ebola/one-year-report/virus-origin/fr/

[60] Également nommé « patient zéro », c'est le premier cas à partir duquel l'épidémie se propage.

l'épidémie d'Ebola en Guinée. À ce stade, 49 cas et 29 décès sont officiellement notifiés[61].

Selon MSF[62], cette première notification ne suscite que peu d'intérêt auprès des autorités sanitaires internationales et l'épidémie continue de s'étendre, atteignant le Liberia le 30 mars 2014. Dès cette période, les membres du personnel de MSF en Guinée et ceux déployés au Liberia voisin commencent à être extrêmement inquiets, l'organisation n'ayant jamais eu à gérer une épidémie d'Ebola sur une zone aussi étendue et avec des victimes en si grand nombre. Le 31 mars, MSF lance un avertissement en déclarant cette épidémie de « sans précédent », eût égard à la diffusion géographique des cas. Jugée exagérée et alarmiste, cette déclaration est sans effet, de même que la suivante au mois de juin 2014, lorsque MSF qualifie l'épidémie comme « hors de contrôle ». À cette date, Ebola se propage activement sur l'ensemble de la Guinée ainsi que dans les régions frontalières du Liberia et de la Sierra Leone, portant le nombre de cas identifiés à 599 et le nombre de décès à 338[63].

Ce n'est que le 8 août 2014, quelques jours après la contamination et le rapatriement de deux médecins américains, puis du décès d'un avocat américano-libérien à

---

[61] OMS, *Les origines de l'épidémie d'Ebola 2014, Une année d'épidémie d'Ebola, Op. cit.*

[62] NUNES Joao, *Médecins « contre » frontière : Médecins Sans Frontières et la sécurité sanitaire mondiale*, dans : Hofman Michel, Au Sokhieng, *La politique de la peur. Médecins sans frontières et l'épidémie d'Ebola*, Saint-Jans-Molenbeek, Renaissance du livre, 2017, p. 42.

[63] OMS, *Maladie à virus Ebola en Afrique de l'Ouest – mise à jour*, Bulletin d'information sur les flambées épidémiques du 24 juin 2014, [consulté le 05/12/2019.], disponible sur : https://www.who.int/csr/don/2014_06_24_ebola/fr/

Lagos au Nigeria, que la crainte d'une flambée urbaine pousse l'OMS à déclarer l'épidémie « urgence de santé publique de portée internationale » (USPPI), le nombre de cas identifiés ayant entre-temps été multiplié par deux (1179) et le nombre de décès par trois (961)[64]. À partir de cette date, Ebola devient un phénomène mondial. La couverture médiatique s'intensifie et avec elle, la diffusion de scénarios catastrophes alimentant une peur « à distance ». Les mesures d'autoprotection se multiplient, allant de la vente de manuels ou de kits de survie, à la mise en quarantaine de travailleurs humanitaires de retour dans leur pays. En violation du RSI (2005) qui déconseille pour l'heure toutes restrictions de circulation des biens et des personnes qui seraient de nature à isoler et à stigmatiser davantage les pays touchés, de nombreux États adoptent des mesures unilatérales de fermeture des frontières et de contrôle des flux de population. La plupart des vols à destination ou en provenance de la région sont suspendus, et des pays comme l'Australie et le Canada refusent toute demande de visa émanant de ressortissants des pays affectés par l'épidémie[65].

Mais la déclaration d'USPPI est avant tout le mécanisme par lequel l'OMS alerte l'ensemble des États de la probabilité d'une propagation ultérieure au niveau international de l'épidémie, et ce, en vue de remporter leur engagement dans une riposte massive, coordonnée et

---

[64] OMS, *Maladie à virus Ebola en Afrique de l'Ouest – mise à jour*, Bulletin d'information sur les flambées épidémiques du 8 août 2014, [consulté le 05/12/2019], disponible sur : http://www9.who.int/csr/don/2014_08_08_ebola/fr/

[65] GARRETT Laurie, *Ebola's Lessons. How the WHO Mishandled the Crisis*, Foreign Affairs, 18 août 2015, [consulté le 06/12/2019], disponible sur : https://www.foreignaffairs.com/articles/west-africa/2015-08-18/ebolas-lessons

adaptée aux zones affectées. De vives critiques vont être émises à l'encontre de l'OMS pour son manque de réactivité dans la gestion de l'épidémie, en particulier sur les retards concernant la déclaration initiale de l'épidémie puis celle d'USPPI. Si les reproches ayant trait à la tardiveté de la déclaration d'USPPI malgré les avertissements de MSF apparaissent fondés, le fait que l'épidémie ait progressé de façon silencieuse pendant trois mois est davantage imputable aux défaillances du système de surveillance épidémiologique guinéen. Indissociables des capacités de base de son système de santé, les lacunes dans la mise en œuvre du RSI (2005) avaient cependant été mises en évidence lors de son évaluation en 2012. Bien que le comité d'évaluation externe sur la gestion de l'épidémie d'Ebola mobilisé en juillet 2015 en convienne, il estime néanmoins que l'OMS « ne possède pas actuellement ni la capacité ni la culture organisationnelle nécessaires pour exécuter une intervention d'urgence en santé publique[66] ». Le rapport souligne plusieurs dysfonctionnements ayant entraîné la déclaration tardive d'USPPI[67]. Tout d'abord, il constate la diminution du financement des interventions d'urgence et de l'appui technique au RSI (2005), baisse consécutive aux restrictions budgétaires qui frappent l'organisation, mais également à la part croissante des contributions volontaires dans son budget programme (75 %)[68]. Ensuite, des manquements dans la communication entre le Bureau régional de l'OMS pour l'Afrique et le siège genevois sont également signalés, la structure régionale de l'OMS dont les nominations sont avant tout motivées par des considérations politiques ayant

---

[66] OMS, *Report of the Ebola Interim Assessment Panel*, juillet 2015, p. 6.

[67] OMS, *Report of the Ebola Interim Assessment Panel*, *Op. cit.*, p. 13.

[68] *Ibidem*, p. 6.

déjà été la cible de critiques[69] [70]. Enfin, le comité reconnaît que les accusations de compromission lors de l'épidémie de grippe A (H1N1) en 2009 ont pu jouer. L'OMS avait en effet été blâmée pour avoir déclaré hâtivement l'USPPI lors de l'épidémie, entraînant l'achat par les États de millions de doses de vaccins qui se sont finalement avérées inutiles.

Cette remise en question des capacités opérationnelles de l'OMS à répondre à une urgence de santé publique va instiguer une profonde réforme au sein de celle-ci, qui se traduit en mai 2016 par le lancement du nouveau Programme de l'OMS de gestion des situations d'urgence sanitaire, et dont va bénéficier l'actuelle épidémie d'Ebola en RDC. Son originalité tient dans le fait qu'il s'agit d'un programme unique pour une prise en charge plus intégrée des urgences, doté de son propre personnel et de son propre budget. Au travers de la mise en place des évaluations externes conjointes mentionnées précédemment, il entend également contribuer au renforcement de l'application du RSI (2005) dans les pays volontaires. Il prévoit en outre un « Fonds de réserve OMS pour les situations d'urgence », pouvant être débloqué dans les 24 heures suivant la demande.

Il semble que ces efforts de réforme des capacités d'urgence de l'OMS aient contribué à une plus grande réactivité de l'organisation au cours de l'épidémie d'Ebola en RDC. Un plan de riposte d'envergure est déployé dans les premiers jours de l'épidémie et la déclaration d'USPPI

---

[69] ASSOCIATED PRESS, *UN : We botched response to the Ebola outbreak*, 17 octobre 2014, [consulté le 06/12/2019], disponible sur : https://www.dailymail.co.uk/wires/ap/article-2797269/UN-We-botched-response-Ebola-outbreak.html

[70] BENKIMOUN Paul, *Riposte aux épidémies : l'urgence d'une réforme de l'OMS*, Les Tribunes de la santé, vol. 51, n° 2, 2016, p. 75.

intervient de manière nettement plus anticipée, au lendemain de la découverte d'un premier cas mortel dans la ville de Goma, deuxième centre urbain de la RDC. Dans la revue de la littérature effectuée, aucun manquement de l'OMS n'est signalé. On note par ailleurs, une inflexion significative du nombre d'articles tant scientifiques que de presse, et les superlatifs anxiogènes utilisés dans les journaux ont fait place à des propos plus mesurés, laissant supposer que la panique est retombée et que l'attention s'est quelque peu détournée. La situation est loin d'être idyllique pour autant. Bien que l'OMS ait dès le début de l'épidémie déployé du personnel, ainsi que pourvu aux efforts financiers de la réponse par le biais de son nouveau Fonds de réserve dédié aux situations d'urgence, l'évaluation des ressources humaines, matérielles et financières nécessaires à la « riposte » est considérable, et ne saurait faire l'économie d'une participation accrue des États membres, des organisations internationales et régionales, des organisations non gouvernementales (ONG), ainsi que des entreprises privées. Malgré les sollicitations répétées de l'OMS, leur engagement reste timide, ce qui va conduire le Conseil de sécurité des Nations unies à se saisir une nouvelle fois de la question, puisque tel avait déjà été le cas lors de l'épidémie en Afrique de l'Ouest.

Précisons que dans l'article 55 de la Charte des Nations unies, il est déjà fait mention de la santé publique parmi les problèmes internationaux ayant des répercussions sur la stabilité et les relations pacifiques entre nations[71]. Ce n'est cependant qu'avec l'émergence du concept de sécurité

---

[71] ONU, *Article 55*, Chapitre IX - Coopération économique et sociale internationale, *Charte des Nations Unies*, 1945, [consulté le 07/12/2019], disponible sur :
https://www.un.org/fr/sections/un-charter/introductory-note/index.html

humaine impulsé comme nous l'avons vu par le PNUD en 1994, que la conception de la menace susceptible de fonder l'action du Conseil de sécurité s'est élargie, ouvrant le champ de la sécurité collective aux agents non traditionnels de menace.

Ainsi, la lutte contre les épidémies était déjà entrée dans la sphère de compétence du Conseil de sécurité avec la pandémie de VIH/sida. Toutefois, les déclarations du Conseil de sécurité à son sujet ainsi que sa résolution 1308 (2000), l'envisagent comme un risque pour la stabilité et la sécurité et non comme une menace pour la paix. Le pas sera franchi le 18 septembre 2014, lorsque le Conseil de sécurité adopte la résolution 2177 (2014) par laquelle il constate que « l'ampleur extraordinaire de l'épidémie d'Ebola en Afrique constitue une menace pour la paix et la sécurité internationale[72] ». Usant de son pouvoir discrétionnaire pour se saisir de la question, il reconnaît néanmoins implicitement dans cette résolution, ainsi que dans celle qui aura trait à l'épidémie en RDC, la prééminence de l'OMS dans ce contexte d'urgence sanitaire.

Notons que l'absence de définition de la notion de paix, de même que la non-délimitation des champs d'intervention du Conseil de sécurité, procurent une certaine plasticité aux dispositions prévues dans les Chapitres VI et VII de la Charte des Nations unies, relatifs respectivement au Règlement pacifique des différends et à l'Action en cas de menace contre la paix, de rupture de la paix et d'acte d'agression. Aussi, le Conseil de sécurité justifie sa décision de qualifier l'épidémie d'Ebola comme une « menace pour la paix », en raison de la virulence de l'épidémie qui affecte des États affaiblis par des années de

---

[72] CONSEIL DE SÉCURITÉ ONU, *Resolution 2177 (2014) Adopted by the Security Council at its 7268th meeting*, 18 septembre 2014, p. 1.

conflits, mais également, compte tenu de l'engagement de ces États dans un processus de consolidation de la paix, dont l'interruption est susceptible d'engendrer « de nouveaux épisodes de troubles civils et de tensions sociales, une détérioration du climat politique et une aggravation de l'insécurité[73] ». En outre, les défaillances du système sanitaire international dans le traitement de la menace que représente Ebola, enjoint le Conseil de sécurité à souligner la nécessité d'une « action urgente et [d'] une coopération plus dynamique aux niveaux national, régional et international[74] ».

L'épidémie d'Ebola qui se déroule actuellement en RDC n'a pas été qualifiée de « menace pour la paix ». Elle fait néanmoins l'objet de la résolution 2439 (2018) dans laquelle le Conseil de sécurité se dit « conscient de la menace récurrente que présente le virus d'Ebola dans la région (...) et [rappelle] sa résolution 2177 (2014) relative à l'épidémie d'Ebola en 2014 en Afrique de l'Ouest[75] ». La menace pour la paix est présentée comme potentielle. Elle est ici subordonnée au contexte d'insécurité locale, lui-même qualifié de menace pour la paix.

La corrélation entre crises sanitaires internationales et maintien de la paix et de la sécurité internationales, est ainsi clairement établie pour les deux épidémies. Les deux résolutions ayant été adoptées à l'unanimité par les États membres, le fait que des agents non traditionnels de menace puissent basculer dans le champ de la sécurité collective en raison de leur gravité, fait désormais consensus. Par

---

[73] CONSEIL DE SÉCURITÉ ONU, *Resolution 2177 (2014) Adopted by the Security Council at its 7268th meeting*, Op. cit., p. 1.
[74] *Ibidem*, p. 2.
[75] CONSEIL DE SÉCURITÉ ONU, *Resolution 2439 (2018) Adopted by the Security Council at its 8385 th meeting*, 30 octobre 2018, p. 3.

conséquent, le Conseil de sécurité en sa qualité de gardien de l'ordre international, peut user des instruments de sécurité collective que lui confère la Charte des Nations unies. Cependant, l'assimilation d'une question de sécurité humaine par le système de sécurité collective, conduit le Conseil de sécurité à adapter ses modalités d'intervention. Les deux résolutions ne comportent aucune mesure contraignante ou coercitive et s'en tiennent à des recommandations sans valeur juridique obligatoire. De même, l'emploi de la force ne semble pas ici pertinent, motivant la création le 19 septembre 2014 d'une opération de maintien de la paix d'un nouveau genre : la Mission des Nations unies pour l'action d'urgence contre Ebola (MINUAUCE). Son mandat, dépouillé de toute dimension militaire, est d'assurer un appui logistique et humain aux différents intervenants sur le terrain, en vue d'accélérer et de centraliser la réponse à l'épidémie[76]. Clôturée le 31 juillet 2015 avant la fin de l'épidémie, celle-ci ayant entamé une régression significative, la MINUAUCE ne sera pas renouvelée lors de l'épidémie en RDC. Si les recherches effectuées n'ont pas permis d'en déceler les raisons, on peut néanmoins avancer deux hypothèses. Lors de sa fermeture, la responsabilité de l'action d'urgence du système onusien contre Ebola revient à l'OMS, dont les capacités à l'assumer lors de l'actuelle épidémie en RDC n'ont pas été remises en cause. Par ailleurs, la présence de conflits armés dans la zone touchée par l'épidémie justifie depuis plusieurs années la présence de la Mission de l'Organisation des Nations unies pour la stabilisation en RDC (MONUSCO). Renouant avec des mesures classiques d'intervention, le

---

[76] ONU, *Mission des Nations Unies pour l'action d'urgence contre l'Ebola (MINUAUCE)*, Action mondiale de lutte contre l'Ebola, 2015, [consulté le 19/11/2019], disponible sur : https://undocs.org/fr/S/RES/1308(2000)

Conseil de sécurité a prorogé son mandat[77] et l'a élargi au soutien militaire des opérations menées contre Ebola par le gouvernement congolais, l'OMS et les intervenants humanitaires, ces opérations faisant l'objet, comme nous le verrons, d'actes hostiles répétés. Précisons également que ce type de violence avait cours dans une moindre mesure lors de l'épidémie en Afrique de l'Ouest, conduisant le Conseil de paix et de sécurité de l'Union Africaine à autoriser le déploiement d'une mission médicale mixte, civile et militaire. Parallèlement, les États-Unis avaient déployé des troupes militaires au Liberia, tandis que la France et le Royaume-Uni mobilisaient leur armée dans leur ancienne colonie, respectivement en Guinée et en Sierra Leone[78].

Ainsi, l'usage des moyens mis à disposition du Conseil de sécurité par la Charte des Nations unies est réduit à sa portion congrue. En choisissant de s'appuyer sur le constat d'une menace pour la sécurité internationale, le Conseil de sécurité entend davantage alerter, mobiliser et coordonner, ce rôle centralisateur s'accompagnant d'une adaptation des instruments de sécurité collective. Ce faisant il y parvient, puisque non sans retard, les contributions financières, matérielles et humaines vont s'accroître, principalement en provenance des États. Mais si la sécurisation d'une crise sanitaire telle que celle d'Ebola, est propice à une plus large mobilisation de la communauté internationale, elle n'en constitue pas moins un traitement palliatif d'une situation sanitaire générale au demeurant critique dans les États touchés, et dont l'épidémie en révèle amèrement l'ampleur. Ainsi, les interventions d'urgence mises en œuvre, bien que

---

[77] ONU, *Échos de la MONUSCO*, vol. 10, n° 87, mars - avril 2019, pp. 4-5.

[78] BALMOND Louis, *Sécurité sanitaire et sécurité collective, Paix et sécurité européenne et internationale*, n° 3, avril 2016, p. 20.

de grande envergure, n'ont su éviter l'enlisement des deux épidémies. Symptomatique de l'effondrement des structures sanitaires nationales mais également de l'absence de traitement, cet enlisement témoigne des faiblesses des politiques de santé mondiale en matière de renforcement des systèmes de santé et de recherche et développement pharmaceutique, que nous nous proposons d'explorer à présent.

DEUXIÈME PARTIE

LA RECHERCHE D'UNE SOLUTION PROPHYLACTIQUE CONTRE EBOLA

Lorsque Ebola frappe l'Afrique de l'Ouest en 2014, les connaissances sur la progression naturelle de la maladie à virus Ebola (MVE), sur son traitement, et dans une moindre mesure sur sa prévention, sont relativement peu développées[79]. Si les épidémies précédentes ont eu un impact dévastateur sur les communautés touchées, leur localisation dans des zones géographiques peu denses en a limité l'ampleur. En effet, les 24 épidémies d'Ebola documentées sont responsables d'un peu moins de 1500 décès cumulés sur la période 1976-2013[80]. Cette faible portée semble expliquer que la MVE n'ait pas acquis un statut de nature à mobiliser les efforts de recherche. Bien que le caractère hautement pathogène du virus soit connu depuis 1976, aucun traitement prophylactique ou curatif n'a été mis sur le marché depuis sa découverte il y a 40 ans. Alors que la lutte contre les deux dernières épidémies est particulièrement axée sur des protocoles thérapeutiques expérimentaux, il nous est apparu important d'interroger les modalités d'encadrement de l'innovation pharmaceutique.

La recherche fondamentale, essentiellement portée par le secteur public (centres publics de recherche, universités, *etc.*), a permis des avancées substantielles dans la compréhension du virus Ebola. Mais les découvertes auxquelles elle est parvenue n'ont pas trouvé preneur du côté de la recherche appliquée, qui relève quant à elle principalement de l'industrie pharmaceutique. En témoigne la mise au point d'un vaccin contre Ebola en 2003 par le Laboratoire national de microbiologie du Canada, capable de prévenir la transmission du virus chez le singe, et dont

---

[79] HEINZ Feldmann, GEISBERT Thomas W., *Ebola haemorrhagic fever*, The Lancet, vol. 377, 2011, p. 857.
[80] MARTINER Tue, *Chronology of Ebola Virus Disease outbreaks, 1976-2014*, *Op. cit.*

les essais cliniques ne débuteront qu'à l'occasion de l'épidémie d'Ebola en 2014[81].

L'absence de thérapeutique homologuée aurait semble-t-il pour origine un défaut d'investissement de la part de l'industrie pharmaceutique. Dans cette hypothèse, nous reviendrons sur la place des entreprises pharmaceutiques au sein du système sanitaire international et les tentatives de régulation dont elles ont fait l'objet. Nous nous concentrerons dans un second temps sur l'une d'entre elles ayant abouti, celle relative à l'accord sur les aspects des droits de propriété intellectuelle liés au commerce (ADPIC). Nous verrons quels sont les effets de cet accord en matière de recherche et développement (R&D), et d'accès aux médicaments. Nous étudierons ensuite le changement de paradigme politique insufflé par la Banque mondiale au travers de la promotion des partenariats public-privé, et l'alternative qu'ils représentent face à la rigidité des ADPIC. Enfin, nous verrons que le développement du vaccin rVSV-ZEBOV-GP utilisé contre Ebola en RDC, s'inscrit dans ce nouveau cadre de l'innovation pharmaceutique.

---

[81] KARAN Abraar, POGGE Thomas, *Ebola and the need for restructuring pharmaceutical incentives*, Journal of global health, vol. 5, n° 1, 2015, p. 2.

Chapitre 1.

L'essor de l'industrie pharmaceutique dans le système sanitaire international

L'essor des activités de R&D des entreprises pharmaceutiques est corrélé aux évolutions technologiques et médicales observées après la Seconde Guerre mondiale. La stratégie économique de ces firmes est alors fondée sur le développement de médicaments « blockbusters », dont la production standardisée et massive engendre des profits considérables. Le poids économique ainsi acquis par les entreprises pharmaceutiques, leur permet de voir leurs intérêts pris en considération sur le plan politique. Par ailleurs, les demandes solvables émanant des pays du Nord, la recherche est principalement orientée vers les problèmes de santé de cette partie du globe. En outre, les firmes pharmaceutiques étant les seules détentrices des capacités technologiques nécessaires à la production de médicaments dont elles fixent le prix, elles en conditionnent la diversité et l'accès. Ce faisant, elles influent de façon déterminante sur les activités de santé publique tant au niveau national qu'international. Jusque dans les années 1970, elles restent néanmoins à la marge d'un système sanitaire international composé principalement des seuls États et organisé autour de l'OMS. Si cette dernière est amenée à consulter l'industrie pharmaceutique pour son expertise technique, ces échanges sont ponctuels et non institutionnalisés. Alors que la coopération avec les ONG est prévue par la Constitution de l'OMS[82], les entreprises ne sont en revanche pas mentionnées comme partenaires potentiels. Cependant, sur les près de 200 ONG avec lesquelles l'OMS est en relation officielle — sur la base d'une conformité avec les principes de la Constitution et de l'absence d'activité de nature commerciale ou lucrative — deux d'entre elles représentent des entreprises pharmaceutiques : la Fédération internationale de l'industrie du médicament et la Fédération internationale pharmaceutique. Ces groupements d'acteurs qui se présentent comme des ONG sans but lucratif, constituent un moyen détourné pour établir un lien officiel avec l'organisation[83].

Collaborer ouvertement avec ces acteurs, dont les activités productives et commerciales visent la recherche du profit, n'est pas sans risque pour une institution publique qui défend l'équité en santé. Leur identité marchande est en effet indissociable de leur contribution technique dans le champ sanitaire, dont l'indispensabilité s'accroît à mesure que de nouveaux médicaments sont découverts. À partir des années 1970, les organisations internationales (OI) vont s'attacher à encadrer le comportement économique des entreprises pharmaceutiques, devenu sujet à controverse. Pour Auriane Guilbaud, « les tentatives de régulation des activités des firmes multinationales dans les années 1970, qu'elles soient ou non couronnées de succès, marquent la reconnaissance mutuelle de ces deux types d'acteurs[84] ».

---

[82] OMS, *Article 71, Constitution de l'Organisation mondiale de la santé*, Documents fondamentaux, supplément à la 45ème édition, 2006, p. 16.

[83] BEIGBEDER Yves, *Les partenariats de l'Organisation mondiale de la santé*, Études internationales, vol. 41, n° 2, 2010, p. 234.

[84] GUILBAUD Auriane, *Business partners. Firmes privées et gouvernance mondiale de la santé*, Paris, Presses de la fondation nationale de Sciences Politiques, 2015, p. 56.

Nous analyserons ici deux de ces tentatives qui illustrent la formalisation de ces relations ponctuelles, ainsi que le caractère contraignant des réformes auxquelles ces négociations ont abouti en termes d'accès aux médicaments et de R&D.

Complémentairement à ce que nous évoquions plus haut, le bon déroulement de la stratégie de l'OMS sur les soins de santé primaires lancée en 1978 lors de la Déclaration d'Alma Ata, dépend en partie de l'accès aux médicaments dits « essentiels », pour l'ensemble de la population mondiale. Depuis une dizaine d'années, le nombre de médicaments aux principes actifs similaires n'a cessé de croître. Bien qu'identiques, chaque nouveau traitement est présenté comme plus efficace que le précédent, justifiant ainsi son prix généralement plus élevé. Cette multiplicité entraîne de nombreuses difficultés d'un point de vue prescriptif et logistique (sélection, approvisionnement, *etc.*), difficultés d'autant moins surmontables pour les pays aux ressources limitées.

Face à la pénurie en médicaments qui menace les pays en développement, un comité d'experts de l'OMS définit en 1977 le concept de médicaments essentiels. Il dresse une liste de 208 médicaments reconnus pour leur rapport coût/efficacité et destinés à couvrir les besoins de santé prioritaires des populations, évitant ainsi l'achat de produits onéreux et non nécessaires. L'OMS opérationnalise le concept en 1981 via la création d'un « Programme d'action pour les médicaments essentiels » (APED), dont le mandat consiste à assister les gouvernements dans la formulation de politiques nationales en matière de médicaments[85].

---

[85] VELASQUEZ German, *Origine et évolution du concept du médicament essentiel promu par L'OMS*, « Investissement-travail » et

Redoutant une baisse de profit, l'industrie pharmaceutique s'oppose vivement au projet. Elle souhaite par ailleurs empêcher la mise en œuvre d'une codification de leurs pratiques commerciales, notamment promotionnelles, visant à réduire le prix des médicaments. Les grandes firmes, dont la majorité sont basées sur le sol américain, parviennent à rallier les États-Unis à leur cause. L'administration Reagan gèle le budget ordinaire de l'OMS en 1982, puis bloque sa contribution en 1985[86]. *In fine*, le projet de codification des pratiques commerciales est abandonné. En revanche, un consensus sur le concept et l'opérationnalité des médicaments essentiels est trouvé, même si son application sera limitée au secteur public. De nombreux pays vont adopter cette liste et formuler des politiques pharmaceutiques nationales permettant de rationaliser l'achat des médicaments dans le secteur public, concourant ainsi à une plus grande disponibilité des produits pharmaceutiques pour les populations.

La deuxième tentative de régulation que nous souhaitons aborder ici concerne l'accord sur les ADPIC, conclu par l'Organisation mondiale du commerce (OMC) lors de sa création en 1994. Jusqu'à cette date, les droits de propriété intellectuelle (DPI) sur les médicaments relèvent des législations nationales. Dans les pays avancés, ils ne concernent que la méthode de production et non la molécule, et sont inexistants dans les pays en développement, dont beaucoup ne disposent pas des capacités de R&D propres à concevoir de nouvelles molécules. Trois principaux facteurs vont contribuer au fort investissement des firmes pharmaceutiques dans le

---

développement. Des approches et pratiques renouvelées ?, Tiers-Monde, tome 32, n° 127, 1991, pp. 673-676.

[86] BEIGBEDER Yves, *Les partenariats de l'Organisation mondiale de la santé*, Études internationales, *Op. cit.*, p. 237.

renforcement des DPI : (i) l'essor des biotechnologies qui potentialisent les processus de R&D et donc la découverte de nouvelles molécules ; (ii) la naissance d'une industrie pharmaceutique dans certains pays émergents comme l'Inde ou le Brésil, désormais à même de concevoir des génériques ; (iii) la capacité des grandes firmes à influer sur les décisions politiques en raison de leur poids économique[87].

[87] GUILBAUD Auriane, *Business partners. Firmes privées et gouvernance mondiale de la santé*, *Op. cit.*, pp. 99-100.

Chapitre 2.

L'accord sur les ADPIC : renforcement de la position monopolistique des firmes pharmaceutiques et conséquences en matière de R&D

L'accord sur les ADPIC prévoit une protection du brevet sur une période de vingt ans[88] pour toute invention de nouveau produit technologique — pharmaceutique inclus — ou de procédé de fabrication susceptibles d'application industrielle[89]. Cette homogénéisation du système de protection des brevets, force ainsi les pays en développement à s'aligner sur les standards de protection qui prévalent dans les pays les plus avancés. L'objectif affiché par cet accord, et sur lequel se base l'argumentaire des firmes pharmaceutiques pour justifier un durcissement des DPI, est de « contribuer à la promotion de l'innovation technologique et au transfert et à la diffusion de la technologie, (...) d'une manière propice au bien-être social et économique[90] ». Néanmoins, les conséquences sont

---

[88] OMC, *Accord sur les aspects des droits de propriété intellectuelle qui touchent au commerce (ADPIC)*, *Article 33*, Accord de Marrakech instituant l'Organisation mondiale du commerce, Annexe 1C, Marrakech, Organisation mondiale du commerce, 1994, p. 370.
[89] *Ibidem*, *Article 27*, p. 366.
[90] *Ibidem*, *Article 7*, p. 353.

importantes dans le secteur pharmaceutique. La valorisation économique des médicaments innovants prévue par l'accord sur les ADPIC, confère une position de monopole aux entreprises qui en font la découverte, les laissant libres d'en fixer le prix sans avoir à redouter la concurrence. En redéfinissant les conditions de production et de distribution des médicaments, et en contraignant les pays en développement à modifier leurs législations nationales, les firmes pharmaceutiques reconfigurent le système sanitaire international.

Cet accord intervient dans un contexte d'évolution des causes de la charge de morbidité dans les pays en développement. On assiste en effet dans les années 1990 à une recrudescence des maladies transmissibles telles que le VIH/sida, la tuberculose et le paludisme, du fait en partie pour ces deux dernières, d'une résistance accrue aux antibiotiques existants. De nouveaux problèmes de santé publique émergent également, comme celui des maladies non transmissibles. Les médicaments essentiels non brevetés ne permettent pas de couvrir ces nouveaux besoins, or les traitements de dernière génération protégés par le nouveau régime des ADPIC, représentent un coût prohibitif pour ces pays. Pourtant, cet accord prévoit deux principales clauses de sauvegarde pouvant être invoquées au titre de la protection de la santé publique. La première réside dans la possibilité faite aux États d'émettre des licences obligatoires, leur permettant ainsi de fabriquer eux-mêmes ou par un tiers des médicaments à moindre coût, en l'absence d'autorisation des détenteurs du brevet. La seconde consiste à recourir aux importations parallèles, c'est-à-dire à importer un médicament depuis un pays tiers, pour lequel le titulaire du brevet a appliqué un prix différencié en vue de le vendre plus massivement. Mais le caractère peu explicite des modalités de recours à ces flexibilités en limite considérablement l'usage.

L'accord sur les ADPIC va faire l'objet de fortes contestations, lorsqu'en 1996 une nouvelle génération d'antirétroviraux plus efficaces, mais protégée par le régime des ADPIC, est mise sur le marché. Des États particulièrement impactés par la pandémie de VIH/sida et disposant d'une industrie pharmaceutique émergente comme le Brésil, la Thaïlande et l'Afrique du Sud, vont user de leur droit à délivrer une licence obligatoire. La mobilisation dépasse rapidement les seuls cadres nationaux. Une coalition informelle d'ONG du Nord et du Sud se forme pour mener une campagne sur l'accès aux médicaments[91]. Elle compte dans ses rangs des associations de défense des malades comme l'ONG sud-africaine Treatment Action Campaign (TAC) et l'ONG française Act Up ; des ONG impliquées dans le secteur médical telles que Médecins sans frontières (MSF) et Health Action International ; ou encore des associations de défense des consommateurs comme Consumer Project on Technology (CPTech). Cette pluralité d'expertises renforce la légitimité de leur action collective et contribue à sa médiatisation. S'il n'est pas possible ici d'en retracer toute l'histoire, retenons que cette mobilisation transnationale va aboutir à une clarification des clauses de sauvegarde dans la Déclaration de Doha adoptée lors de la Conférence interministérielle de l'OMC en 2001, puis dans celle de Cancún en 2003. Bien que pour la première fois l'OMC reconnaisse la primauté d'enjeux de santé publique sur les intérêts commerciaux, il s'agit avant tout d'une victoire symbolique pour les ONG et les pays émergents ou en développement. En effet, la lourdeur des procédures d'obtention d'une licence

---

[91] KRIKORIAN Gaëlle, *L'âge de l'accès*, Vacarme, vol. 34, n° 1, 2006, p. 80.

dérogatoire reste de mise. De même, les pressions politiques ou commerciales auxquelles s'exposent les pays qui en font la demande, font que les États y auront très peu recours[92].

Outre le problème de l'accès aux médicaments, des voix s'élèvent pour contester l'idée selon laquelle le système de brevetabilité stimulerait les activités de R&D. Au sein de la communauté scientifique, des études empiriques[93] démontrent que dans le cas de découvertes fondamentales, la mise en place d'un monopole temporaire gèle les possibilités d'innovation de deuxième génération et favorise une tarification supérieure à celle d'une situation de concurrence. Par ailleurs, certaines de ces études rejoignent la société civile sur le fait que l'incitation par le marché dirige les efforts de R&D vers les demandes solvables, principalement rattachées aux problèmes de santé des pays du Nord.

En 2018, le marché pharmaceutique mondial représente 1 200 milliards de dollars[94]. Ce marché est détenu à 24 %

---

[92] BECK J. Edward, et al., *Does the political will exist to bring quality assured and affordable drugs to low and middle income countries ?*, Global Health Action, vol. 12, Taylor & Francis and Umea University, 2019, p. 7.

[93] Ces études sont reprises dans des travaux plus récents notamment par : STEVENSON alexis, *Les brevets permettent-ils de stimuler l'innovation ?*, BSI economics, 2018, [consulté le 27/11/2019], disponible sur : http://www.bsi-economics.org/895-brevets-stimuler-innovation-as ; ou encore par BELLEFLAMME Paul, VAN YPERSELE Tanguy, *Comment favoriser l'innovation dans le secteur pharmaceutique : brevets et/ou récompenses ?*, Reflets et perspectives de la vie économique, tome XLV, n° 4, 2006, pp. 30-32.

[94] IQVIA, *The Global Use of Medicine in 2019 and Outlook to 2023 Forecasts and Areas to Watch*, IQVIA Institute for Human Data Science, janvier 2019, p. 5.

par les cinq premiers grands groupes pharmaceutiques, dont les investissements en R&D se situent autour des 10 % de leur chiffre d'affaires[95], loin derrière les dépenses consacrées au marketing ou à la rémunération de l'actionnariat. Dans son rapport 2019 sur le marché des médicaments, la société américaine de conseil en santé pour l'industrie pharmaceutique IQVIA, indique que sur les dix prochaines années, le secteur prévoit de lancer 5 à 10 nouveaux traitements pour les maladies tropicales négligées. Si elle s'en félicite, elle reconnaît néanmoins que la plupart d'entre eux n'offriront qu'une légère amélioration de l'efficacité et de la tolérance des traitements existants. Elle souligne par ailleurs que la poursuite des investissements des OI, du Fonds mondial et des organisations philanthropiques telles que la Fondation Gates « pourrait contribuer à éradiquer au moins une de ces maladies négligées, telle que la maladie du ver de Guinée d'ici 2020[96] ».

La signature des ADPIC en 1994 établit une interrelation entre santé et commerce international, déplaçant les entreprises pharmaceutiques de la périphérie au centre du système sanitaire international, qui compte désormais en son sein un nouvel acteur, l'OMC. Si l'OMS a constitué des groupes de travail visant à infléchir les effets négatifs de l'accord sur les ADPIC, l'organisation est somme toute restée relativement en retrait, privilégiant une diplomatie feutrée auprès de ses États membres. Cet effacement est en partie lié à une perte de leadership dans un système sanitaire international reconfiguré, selon des modalités que nous nous proposons d'étudier dans le chapitre suivant.

---

[95] IDEFORCE, FCE-CFDT, *Analyse sectorielle pharmacie 2018*, s.l.n.d, p. 31.

[96] IQVIA, *The Global Use of Medicine in 2019 and Outlook to 2023 Forecasts and Areas to Watch*, *Op. cit.*, p. 28.

Chapitre 3.

Les partenariats public-privé sanitaires internationaux : diversification des pôles d'influence et nouvelle dynamique pour l'innovation pharmaceutique

Amorcée dans les années 1980, la perte de leadership de l'OMS coïncide avec l'investissement croissant de la Banque mondiale dans le champ sanitaire international. Organisation financière de développement sans mandat officiel en matière de santé, la Banque mondiale devient à partir des années 1980 le premier contributeur financier des programmes sanitaires[97]. Se basant sur le concept du capital humain — en améliorant les capacités productives des individus, un bon état de santé est source de croissance économique — la Banque mondiale promeut la santé au rang de secteur prioritaire dans sa stratégie de développement, et accorde aux États des prêts à des taux avantageux pour financer des projets sanitaires. Ces financements s'accompagnent d'une expertise technique diffusée par son Pôle Santé nutrition et population créé en 1979. Ce dernier s'attache à orienter les projets de manière à opérationnaliser le concept d'investissement dans la santé comme outil de développement. Durant les années 1990, les

---

[97] GUILBAUD Auriane, *Business partners. Firmes privées et gouvernance mondiale de la santé*, *Op. cit.*, p. 88.

effets désastreux des politiques d'ajustement structurel vont remettre en cause la légitimité de la Banque mondiale, qui opère alors un changement d'orientation de ses interventions en direction de la lutte contre la pauvreté, thématique consensuelle désormais au centre de ses objectifs. Lancée conjointement en 1996 avec le Fonds monétaire international (FMI), l'Initiative en faveur des Pays pauvres très endettés (PPTE) marque ce tournant, avec comme perspective de restaurer la soutenabilité de leur dette. C'est également à cette époque que la Banque mondiale conceptualise une nouvelle approche du développement, rendue publique en 1999 sous le nom de Cadre de développement intégré (CDI). Ce projet, en gestation depuis plusieurs années, est articulé autour de quatre principes : (i) les stratégies de développement doivent être globales et s'inscrire sur le long terme ; (ii) les réformes mises en œuvre font l'objet d'une appropriation par les pays ; (iii) le développement des partenariats entre gouvernements, OI, bailleurs de fonds, société civile et secteur privé, est encouragé dans le but d'harmoniser les pratiques et d'améliorer l'efficacité de l'aide ; (iv) l'évaluation des activités doit être fondée sur des résultats mesurables[98].

La Banque mondiale fait figure de pionnière en matière de promotion de la collaboration avec le secteur privé à but lucratif[99]. Elle est rapidement suivie par le Secrétariat général des Nations unies, qui instaure le Pacte mondial en 2000. Dans un contexte de stagnation de l'aide au

---

[98] BANQUE MONDIALE, *Vers une stratégie de développement intégrée*, Département de l'évaluation Précis n° 197, 1999, p. 3.
[99] SCHÜMPERLI YOUNOSSIAN Catherine, DOMMEN Édouard, *Les partenariats public-privé, enjeux et défis pour la coopération au développement*, Annuaire suisse de politique de développement, vol. 24, n° 2, 2005, p. 9.

développement, cette initiative d'ouverture aux entreprises entend permettre la mobilisation de nouvelles ressources en vue de se rapprocher des Objectifs du millénaire. En contrepartie de leur contribution financière et de leur engagement à intégrer et promouvoir des principes relatifs aux droits de l'homme, au droit du travail, à l'environnement et à la lutte contre la corruption, les entreprises se voient accorder la possibilité de communiquer autour de cet engagement.

L'OMS, affaiblie par sa destitution de la gestion de la lutte contre le VIH/sida, par la baisse de ses ressources et par la place grandissante occupée par la Banque mondiale, décide sous l'égide de sa nouvelle directrice générale, le docteur Gro Harlem Brundtland élue en 1998, d'adhérer à ce nouveau paradigme politique et d'ouvrir la voie à de nombreux partenariats public-privé sanitaires internationaux (PPPSI). Face à l'emploi plurivoque du terme « partenariat public-privé », nous retiendrons ici la définition d'Auriane Guilbaud, qui permet de les distinguer des alliances idoines ponctuelles. Les PPPSI sont ainsi des « relations de coopération institutionnalisées à dimension internationale entre des acteurs des secteurs public et privé comprenant au moins un acteur à but lucratif, qui s'engagent, par la formation d'une structure de gouvernance identifiable et permanente, à fournir un bien collectif sanitaire[100] ».

Loin de constituer un groupe homogène, les PPPSI partagent néanmoins un certain nombre d'objectifs généraux. Conçus pour pallier les réductions de l'aide publique, ils visent à améliorer la mobilisation et l'allocation des ressources provenant des bailleurs de fonds

[100] GUILBAUD Auriane, *Business partners. Firmes privées et gouvernance mondiale de la santé*, *Op. cit.*, p. 122.

privés. En œuvrant pour le « bien collectif sanitaire », ils participent donc à la réponse institutionnelle dans le champ de la santé. Les acteurs privés qui les composent (fondations, ONG, entreprises, *etc.*), se voient ainsi reconnaître un rôle opérationnel mais également décisionnel dans la mise en œuvre des politiques publiques de santé. Ce faisant, l'institutionnalisation de ces PPPSI s'accompagne de la crainte de voir ces acteurs influer sur les normes de santé mondiale et sur l'orientation de l'agenda sanitaire international. Cette réorganisation institutionnelle au sein de l'OMS est toutefois encadrée par les « Principes directeurs concernant les relations avec les entreprises commerciales en vue d'atteindre des objectifs sanitaires[101] », mêlant critères juridiques, éthiques et politiques, afin de préserver l'intégrité et l'indépendance de l'OI. Mais la mise en évidence de conflits d'intérêts entre des experts membres de l'OMS et des groupes pharmaceutiques lors de la gestion de l'épidémie de grippe A (H1N1) en 2009, va conduire à la révision de ces Principes directeurs et à l'adoption en 2017 du Cadre de collaboration avec les acteurs non étatiques. Ce dernier prévoit davantage de transparence dans les relations de l'OMS avec le secteur privé, un renforcement des normes de gestion et de l'évaluation des risques inhérents à cette collaboration, ainsi qu'un meilleur encadrement des contributions financières émanant de ce secteur.

Si certains y voient une « privatisation » de la santé publique internationale, Jean-Paul Gaudillière défend l'idée selon laquelle sa « mise en économie[102] » induite par les

---

[101] BEIGBEDER Yves, *Les partenariats de l'Organisation mondiale de la santé*, *Op. cit.*, p. 241.
[102] GAUDILLIERE Jean-Paul, *Un nouvel ordre sanitaire international ? Performance, néolibéralisme et outils du gouvernement médico-économique*, Écologie & politique, vol. 52, n° 1, 2016, p. 116.

PPPSI, serait davantage liée à l'adoption concomitante de politiques centrées sur la performance et d'outils d'évaluation médico-économique mis au point par la Banque mondiale, comme les *Disability-adjusted Life year* (DALY) ou années de vie corrigées du facteur invalidité (AVCI). Les DALY permettent de mesurer la charge de morbidité dans une population donnée, en calculant le nombre d'années de vie en bonne santé perdues, la valeur d'une année de vie étant pondérée par la prise en compte de variables économiques telles que l'impact sur la productivité. Les DALY pouvant être ventilées par pathologie ou facteur de risque, leur intérêt réside dans la possibilité d'estimer la charge économique des maladies au sein d'une population. L'OMS s'est appropriée d'autres outils d'évaluation médico-économique comme les DALY, et les utilise désormais pour prioriser les interventions sanitaires en fonction de leur rapport coût/efficacité et pour évaluer les résultats des programmes sanitaires, opérant ainsi une transformation dans sa manière d'appréhender les problèmes de santé. Par ailleurs, les PPPSI étant structurés sur une base thématique, l'OMS renoue avec une approche verticale de l'aide, dont les effets sur les systèmes de santé nationaux, nous l'avons vu, peuvent être particulièrement délétères. Thérèse N'Dri-Yoman, ancienne ministre de la Santé de la République de Côte d'Ivoire chargée de la restauration des structures sanitaires suite à la période de crise post-électorale marquée par un conflit armé de 2010 à 2011, témoigne des difficultés rencontrées dans le financement de la reconstruction du système de santé ivoirien[103]. Elle déplore que les financements

[103] N'DRI-YOMAN Thérèse, *Stratégie sanitaire de la Côte d'Ivoire après la crise post-électorale de 2011*, dans : Kerouedan Dominique, Brunet-Jailly, Santé mondiale : enjeu stratégique et jeux diplomatiques, Paris, Presses de la Fondation nationale des sciences politiques, 2016, pp. 188-190.

internationaux soient de plus en plus axés sur des pathologies spécifiques et que leur obtention soit soumise à des procédures complexes, différentes d'un partenaire à l'autre, avec pour effet dans certains cas, de déstabiliser un peu plus le fonctionnement des systèmes de santé des pays bénéficiaires.

S'il nous paraissait important de développer ici la reconfiguration du système sanitaire international sous l'effet de l'institutionnalisation des PPPSI, initiative plébiscitée par la Banque mondiale et dans laquelle l'OMS s'est engagée, il semble à présent opportun de resserrer notre champ d'étude et de nous concentrer sur l'impact de ces partenariats en matière de R&D et d'accès aux médicaments. Parmi cette multiplicité de PPPSI poursuivant des objectifs spécifiques, nombre d'entre eux sont rattachés de près ou de loin à des activités de développement de produits pharmaceutiques ou visant à favoriser l'accès à des médicaments existants. Il est à noter que la contribution des firmes pharmaceutiques dans ces partenariats est avant tout technique et dans une très nette moindre mesure financière[104].

Dans le cas des PPPSI de développement de produits[105], les programmes de recherche sont menés conjointement par les acteurs publics et privés qui les constituent selon un schéma classique : le secteur public est responsable de la recherche fondamentale, tandis que la recherche appliquée

---

[104] GUILBAUD Auriane, *Business partners. Firmes privées et gouvernance mondiale de la santé*, *Op. cit.*, p. 126.

[105] BARANYANKA Philibert, *La problématique des brevets et de l'accès aux médicaments dans les pays en développement par l'approche des biens publics mondiaux*, Thèse de doctorat en études internationales, sous la direction de Georges Azzaria et d'Érick Duchesne, Laval, Département de science politique, Université de Laval, 2015, pp. 128-132.

et la production des nouveaux produits reviennent aux entreprises pharmaceutiques. La mutualisation des ressources en provenance des bailleurs de fonds comme les gouvernements, les fondations philanthropiques ou les ONG, permet cette synergie et limite les risques inhérents à la recherche pour les entreprises. Les PPPSI de développement de produits permettent ainsi d'engager les firmes pharmaceutiques dans des projets où il n'existe pas nécessairement de demande solvable, telles que les maladies dites négligées, sans qu'elles aient à craindre de supporter les coûts de la recherche en cas d'échec. Néanmoins, une fois le médicament développé et homologué, il est généralement cédé sous licence aux firmes pharmaceutiques, seules capables d'en assurer la production. Si, dans certaines situations l'innovation n'est pas brevetée, ou bien l'accord passé avec les firmes prévoit une commercialisation à un prix raisonnable, ces approches au cas par cas ne sont pas de nature à remettre en cause le régime global des droits de propriété intellectuelle. Par ailleurs, ces initiatives ponctuelles ciblées sur une seule maladie restent tributaires de l'investissement des bailleurs de fonds et donc de leur évaluation des priorités en matière de santé.

Concernant les PPPSI dont l'objectif est d'améliorer l'accès à des médicaments existants, leur stratégie consiste à financer des programmes d'achat de médicaments pour lesquels les firmes pharmaceutiques sont incitées à pratiquer des prix différenciés. Si certaines firmes accèdent à cette demande de baisse volontaire du prix, ces pratiques restent elles aussi occasionnelles et circoncises à des pathologies spécifiques, et ne sauraient remettre en cause les principes de l'accord sur les ADPIC.

L'industrie pharmaceutique, parce qu'elle détient le monopole du « avoir-faire » permettant de convertir les découvertes médicales issues de la recherche fondamentale en produits thérapeutiques, délimite le champ des possibles en matière d'innovation pharmaceutique. Cette position dominante lui confère un statut d'acteur incontournable au sein du système sanitaire international. Ni les tentatives de régulation engagées par les organisations intergouvernementales, ni l'alternative que représentent les PPPSI, n'ont permis d'aboutir à une réelle reconfiguration du système d'innovation pharmaceutique. Ces éléments portés à notre connaissance, nous nous figurons mieux les raisons ayant présidé à un retard dans la recherche de solutions thérapeutiques et prophylactiques contre la maladie à virus Ebola (MVE).

Chapitre 4.

L'implication tardive de l'industrie pharmaceutique dans le processus de R&D sur Ebola

Plusieurs vaccins et traitements ciblés contre la MVE sont à l'étude quand l'épidémie d'Ebola de 2014-2016 se déclare, pour la plupart dans le cadre de programmes de biodéfense gouvernementaux mis en place après les attaques terroristes du 11 septembre 2001 à New York[106]. Parmi eux, se trouve la version expérimentale du vaccin rVSV-ZEBOV-GP actuellement utilisé dans le cadre de l'épidémie d'Ebola en République démocratique du Congo (RDC). Développé par des chercheurs du Laboratoire national de microbiologie du Canada et cofinancé par le Programme canadien pour la sûreté et la sécurité[107], le

[106] RID Annette, ANTIERENS Annick, *Comment Médecins sans frontières a-t-elle négocié les essais cliniques de traitement non homologués pendant l'épidémie d'Ebola de 2014-2015 ?*, dans : Hofman Michel, Au Sokhieng, *La politique de la peur. Médecins sans frontières et l'épidémie d'Ebola*, Saint-Jans-Molenbeek, Renaissance du livre, 2017, p. 188.

[107] GOUVERNEMENT DU CANADA, *Feuille de renseignements sur VSV-EBOV, vaccin du Canada contre le virus Ebola*, Agence de la santé publique du Canada, 2018, [consulté le 02/12/2019], disponible sur :

brevet du vaccin a été déposé en 2003 par l'Agence de santé publique du Canada. Cependant, ce n'est qu'en 2010 que l'Agence parvient à concéder sous licence la propriété intellectuelle du vaccin pour 205 000 dollars[108]. L'acquéreur, BioProtection Systems Corporation, est une filiale de la société biopharmaceutique américaine NewLink Genetics spécialisée dans le développement et la commercialisation de produits d'immuno-oncologie. Lorsque Ebola fait son apparition en Afrique de l'Ouest en 2014, NewLink Genetics n'a regrettablement pas encore débuté les essais cliniques.

En l'absence de vaccin ou de traitement spécifique homologué, et dès lors que l'état d'urgence de santé publique de portée internationale est déclaré le 8 août 2014, la mise en place d'essais cliniques en vue de l'évaluation de stratégies thérapeutiques et de vaccins prometteurs devient une composante emblématique de la réponse globale à l'épidémie. L'Agence de réduction de la menace pour la défense (DTRA), qui dépend du Département de la Défense des États-Unis, verse 1 million de dollars[109] à NewLink Genetics en août 2014, afin de financer les essais cliniques de phase I qui démarrent en octobre 2014 dans le Maryland. Finalement, sur la demande du gouvernement canadien et de l'OMS, NewLink Genetics concède en novembre 2014 une licence d'exploitation du vaccin au groupe

---

https://www.canada.ca/fr/sante-publique/services/maladies-infectieuses/feuille-renseignements-ebov-vaccin-experimental-canada-contre-virus-ebola.html

[108] PINCHIN Karen, *Behind the Life-saving Ebola Vaccine is a Story of Missed Opportunity*, Frontline Columbia Journalism Fellowship, 13 août 2019, [consulté le 01/12/2019], disponible sur : https://www.pbs.org/wgbh/frontline/article/behind-the-life-saving-ebola-vaccine-is-a-story-of-missed-opportunity/#comments

[109] PINCHIN Karen, *Behind the Life-saving Ebola Vaccine is a Story of Missed Opportunity*, Op. cit.

pharmaceutique Merck & Co. Face à l'urgence de la situation, les essais cliniques reprennent en Afrique de l'Ouest au mois de mars 2015, directement à la phase III (essais randomisés, à double insu et contre placebo)[110]. Les principaux bailleurs de fonds pour la mise en œuvre des essais sont l'OMS, le Wellcome Trust (fondation philanthropique privée spécialisée dans la recherche médicale), la Research Council of Norway (organisme gouvernemental norvégien qui subventionne la recherche), l'Agence de santé publique canadienne et MSF. Cette dernière prend également part à leur mise en œuvre dans les centres de traitement Ebola dont elle a la charge[111].

À l'issue de l'épidémie, la signature d'un contrat entre Merck & Co et l'Alliance Globale pour les Vaccins et l'Immunisation (GAVI) est annoncée en grande pompe lors du Forum économique mondial de Davos le 20 janvier 2016. L'Alliance GAVI s'engage à verser 5 millions de dollars pour l'achat anticipé de 300 000 doses de vaccins rVSV-ZEBOV-GP. En contrepartie, Merck & Co est tenu de les mettre à disposition d'ici mai 2016 et de déposer une demande de mise sur le marché avant fin 2017. Créée en 2000 avec le financement initial de la Fondation Gates, l'Alliance GAVI est un PPPSI qui a pour principaux objectifs d'améliorer l'accès aux services permanents de vaccination et d'accélérer les efforts de R&D sur les vaccins. Elle réunit des gouvernements donateurs, l'OMS,

---

[110] FREUDENTHAL Emmanuel, *A short history of Ebola vaccine*, The New Humanitarian, juin 2019, [consulté le 01/12/2019], disponible sur :
https://www.thenewhumanitarian.org/analysis/2019/06/04/short-history-ebola-vaccine

[111] RID Annette, ANTIERENS Annick, *Comment Médecins sans frontières a-t-elle négocié les essais cliniques de traitement non homologués pendant l'épidémie d'Ebola de 2014-2015 ?*, *Op. cit.*, pp. 208-209.

l'UNICEF, la Banque mondiale, la Fondation Gates, la Fondation Rockefeller, la Fédération internationale de l'industrie du médicament et des institutions de recherche et de développement. C'est en 2009 que l'Alliance GAVI formalise pour la première fois un « engagement d'achat anticipé » ou « *advance market commitment* », pour des vaccins contre la pneumonie dans les pays en développement. Ces contrats juridiquement contraignants garantissent un marché aux entreprises pharmaceutiques en vue de les inciter à développer un produit. En échange, les entreprises s'engagent à fournir le produit à un coût fixe pour une période prédéterminée et durant laquelle ils ne pourront pas faire valoir leurs droits de propriété intellectuelle. Concernant le vaccin rVSV-ZEBOV-GP, Merck & Co s'est engagé à le mettre à disposition des 58 pays éligibles au soutien de l'Alliance GAVI en raison de leur faible revenu national brut, et ce à un prix raisonnable, sans que ce dernier ne soit pour l'heure dévoilé.

Lorsque l'épidémie d'Ebola frappe la RDC en 2018, le stock de vaccins prévu par l'accord est mobilisé dès le début de celle-ci. À ce jour, 236 000 personnes[112] ont pu bénéficier du vaccin rVSV-ZEBOV-GP. Cependant, si les essais cliniques réalisés lors de l'épidémie en Afrique de l'Ouest ont démontré son efficacité, sa tolérance n'a pu être déterminée, de même que la durée de la réponse immunitaire. Le vaccin est donc utilisé en RDC dans le cadre d'un protocole de recherche dit « d'usage compassionnel ». La demande d'autorisation de mise sur le marché déposée par Merck & Co auprès de l'Agence

---

[112] OMS, *Vaccin anti-Ebola soutenu par l'OMS: une étape importante a été franchie*, Communiqué de presse, 18 octobre 2019, [consulté le 02/12/2019], disponible sur : http://www.searo.who.int/fr/news-room/detail/18-10-2019-major-milestone-for-who-supported-ebola-vaccine

européenne des médicaments a été approuvée à titre provisoire le 18 octobre 2019, première étape en vue d'une homologation au terme de laquelle le vaccin pourra être déployé dans d'autres pays et permettre ainsi, une prise en charge anticipée des prochaines épidémies.

L'histoire du vaccin rVSV-ZEBOV-GP est emblématique des conditions de développement des autres traitements utilisés actuellement en RDC. La recherche sur Ebola s'est intensifiée au début des années 2000, lorsque de grandes puissances comme le Canada et les États-Unis ont estimé que le virus pouvait représenter une menace pour la sécurité à l'intérieur de leurs frontières. Des prototypes de vaccins ou de traitements ont ainsi été mis au point dans le cadre de programmes de biodéfense. Puis, la menace que représentait Ebola s'est dissipée, et avec elle les efforts de recherche, témoignant d'une situation symptomatique de l'innovation pharmaceutique. La recherche ne reprendra qu'avec l'épidémie en Afrique de l'Ouest à un rythme soutenu, considérant que les essais cliniques durent en moyenne une dizaine d'années. Raccourcir cette période de moitié n'a été possible qu'en autorisant leur utilisation au titre de l'usage compassionnel. Étant donné les perspectives de survie réduites des patients atteints d'Ebola, ces traitements et vaccins expérimentaux ont immédiatement suscité beaucoup d'intérêt, même si leurs bénéfices et dangers potentiels étaient encore incertains, soulevant ainsi de nombreuses questions éthiques. Cette incertitude a également engendré des réticences à la vaccination au sein des populations touchées par l'épidémie, l'usage de vaccins et de traitements expérimentaux constituant un des facteurs explicatifs de l'adhésion inégale de ces populations à la réponse de la coopération sanitaire internationale pour endiguer l'épidémie.

TROISIÈME PARTIE

LES DÉFIS OPÉRATIONNELS DE LA RÉPONSE INTERNATIONALE OPPOSÉE À EBOLA EN RÉPUBLIQUE DÉMOCRATIQUE DU CONGO

Nous avons jusqu'à présent privilégié une approche *top-down*, dans la mesure où notre sujet d'étude s'insère dans les rouages d'un système sanitaire international dont il nous paraissait intéressant d'affiner la compréhension. Si celui-ci a pour vocation d'assister les pays confrontés à des événements épidémiologiques tels qu'Ebola, il a également pour mission de les prévenir au travers des normes qu'il édicte, des orientations qu'il préconise, des politiques qu'il conduit et des programmes qu'il soutient. Retenant parmi eux, ceux dont l'incidence sur les capacités en santé de la RDC conditionne la réponse qui est actuellement opposée à Ebola, nous souhaitions définir dans quelle mesure les directives de santé publique internationale ont façonné le contexte sanitaire dans lequel se déroule l'épidémie.

La réponse contre Ebola repose principalement sur une coopération internationale coordonnée par l'OMS, ainsi que sur une approche technique et scientifique qui s'avère incomplète au vu des retards en matière de développement de vaccins et de traitements, mais également, au vu de l'inefficience du système de santé congolais. Aussi, la lutte contre l'épidémie en cours suppose d'importantes ressources matérielles, humaines et financières. Nous envisageons à présent de nous pencher sur l'opérationnalité de cette réponse, en mettant en évidence les pierres d'achoppement auxquelles elle est en butte, contribuant ainsi à expliquer que l'épidémie continue sa progression malgré un an et demi d'efforts déployés sans relâche. Une nécessaire contextualisation des opérations à l'œuvre nous conduira dans un premier temps, à esquisser la situation politique, socio-économique et sécuritaire dans laquelle intervient l'épidémie. Nous verrons ainsi que le contexte politique du pays est particulièrement défavorable à la mise en valeur et à la redistribution des richesses dont pourtant il regorge. Puis, nous étudierons dans quelle mesure le développement économique du pays n'a pu se réaliser, la crise humanitaire multisectorielle qui lui est corrélée, et l'incapacité du système de santé à assumer un tel fardeau. Cet aperçu de la situation structurelle du pays nous permettra ensuite, d'aborder les modalités de la réponse contre Ebola et les limites auxquelles elle se heurte. Enfin, nous consacrerons le dernier chapitre à l'analyse des facteurs circonstanciels avancés par l'OMS pour justifier la persistance de foyers épidémiques.

Chapitre 1.

Mise en perspective historique et socio-politique du terrain d'intervention

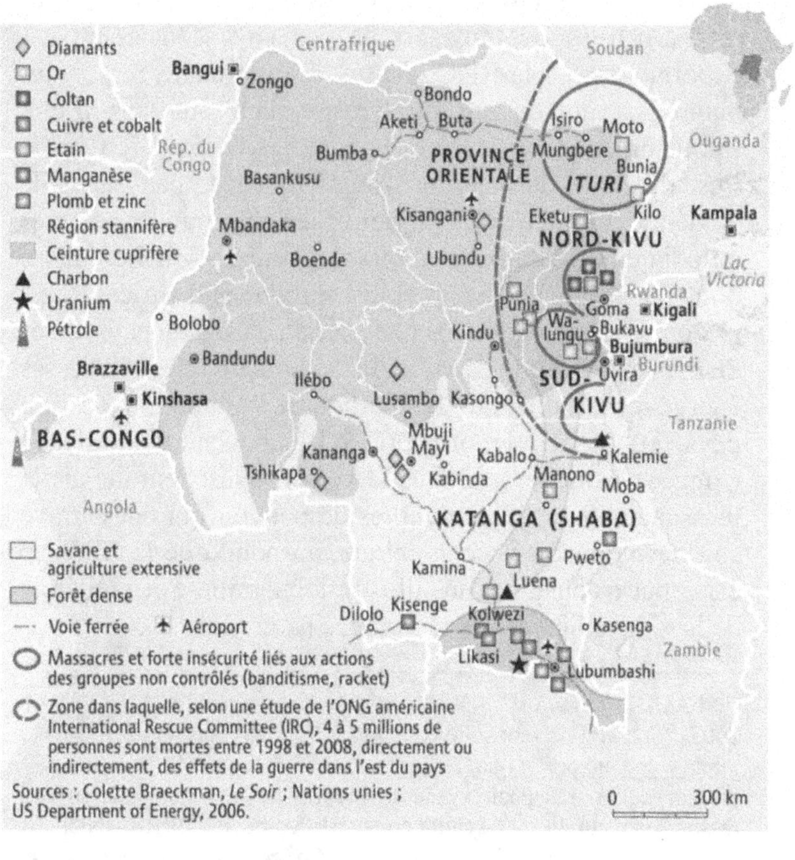

Source : *Le Monde Diplomatique* — Décembre 2008

Située au cœur de l'Afrique, la RDC constitue un immense territoire de 2,3 millions[113] de km^2. Deuxième plus grand pays du continent, elle recouvre une surface quatre fois supérieure à celle de la France. De par son étendue et sa position centrale, la RDC partage ses frontières avec de nombreux États : à l'est l'Ouganda, le Rwanda, le Burundi et la Tanzanie ; au sud la Zambie et l'Angola ; à l'ouest la République du Congo ; et pour finir les deux pays frontaliers du nord, la République Centrafricaine et le Soudan du Sud. Cette situation de quasi enclavement rend la RDC fortement dépendante des infrastructures de transport de ces pays concernant ses exportations. Or la RDC dispose d'importantes ressources naturelles, notamment minières, valant au pays d'être fréquemment qualifié de « scandale géologique ». C'est à l'est du pays, dans les provinces touchées par l'actuelle épidémie d'Ebola, que l'on trouve les plus grandes réserves mondiales de coltan, ainsi que des mines d'or. Le cuivre, dont la RDC est le premier producteur africain, est principalement exploité avec le cobalt au sud du pays, et les diamants au centre. À cela s'ajoutent des richesses énergétiques telles que le charbon et l'uranium à l'est du pays, et du pétrole offshore à l'embouchure du fleuve Congo. Ces richesses, nous le verrons, suscitent depuis la naissance du pays des rivalités de pouvoir qui ont entravé son développement économique, au point que la RDC en est venue à constituer une illustration familière de la théorie de la « malédiction des ressources naturelles[114] ».

---

[113] FAO, *L'irrigation en Afrique en chiffres,* Enquête AQUASTAT 2005, p. 459, [consulté le 11/12/2019], disponible sur : http://www.fao.org/3/a-a0232f.pdf

[114] Sur de la transposition de la théorie de la « malédiction des ressources naturelles » au cadre congolais, voir : AGUIRRE UNCETA Rafael, *République démocratique du Congo : revenus miniers et dépenses publiques pour le développement*, Mondes en développement, vol. 189, n° 1, 2020, pp. 55-80.

La forêt tropicale dense qui recouvre près de 60 %[115] de ce pays-continent à la biodiversité exceptionnelle, n'a en revanche pas favorisé son poids et son maillage démographique. La RDC ne compte en effet que quelques 80 millions d'habitants[116] inégalement répartis, la population se concentrant dans les provinces périphériques. Parmi les plus densément peuplées, figurent les provinces du Kivu et de l'Ituri, en position frontalière à l'est de la RDC. La plupart des grandes villes se trouvent ainsi à des milliers de kilomètres de Kinshasa, capitale du pays située à l'ouest, non loin de l'embouchure du fleuve Congo. À titre comparatif, la distance entre Kinshasa et Goma, capitale provinciale du Nord-Kivu, est équivalente à celle séparant Paris de Moscou. Cette configuration démographique centrifuge pâtie en outre d'une très faible couverture du réseau ferroviaire et routier, de surcroît en mauvais état. Ces réseaux sont donc impropres à relier par voie terrestre les principales grandes villes de la RDC que sont Kinshasa avec ses 10 millions d'habitants[117], Lubumbashi, Goma, Kisangani, Bukavu, Mbuji-Mayi, ou encore Kananga. Conséquemment, l'emprise du pouvoir central sur le territoire et l'ensemble des populations est relatif. À l'image d'autres pays africains, la RDC a conservé une organisation administrative et territoriale issue de la période coloniale, et caractérisée par un contrôle effectif sur un centre politique limité.

---

[115] FAO, *L'irrigation en Afrique en chiffres,* Op. cit., p. 459.

[116] Aucun recensement officiel n'a été effectué dans le pays depuis 1984. En conséquence, la totalité des estimations actuelles se base sur des extrapolations dont la fourchette varie entre 65 et 90 millions d'habitants, l'estimation la plus globalement admise étant celle d'environ 80 millions d'habitants.

[117] POURTIER Roland, *La République Démocratique du Congo face au défi démographique*, Paris, Notes de l'Institut Français des Relations Internationales, 2018, p. 16.

Si pour les États européens, l'expérience de la guerre entre puissances territoriales va conduire à l'édification « d'appareils d'encadrement capables de mobiliser les ressources de ces sociétés et de les organiser à des fins de protection[118] », et forge symboliquement une « communauté imaginée[119] », la « construction [120] » des États coloniaux en Afrique résulte quant à elle, d'un processus de négociations entre puissances impériales, dont sont exclues les populations du continent. Aussi, la « formation [121] » des États en Afrique relève-t-elle initialement de l'imposition exogène lors du moment colonial, d'un ordre politique et territorial jouissant d'une reconnaissance internationale de sa souveraineté, moment à la suite duquel, cette forme étatique fera l'objet d'une réappropriation, mais dont la faible emprise territoriale tendra à subsister.

Contrairement à l'idée répandue d'un partage de l'Afrique acté lors de la Conférence de Berlin en 1885, le

---

118 CLAPHAM Christopher, ARNAUD Hélène, *« Guerre et construction de l'État dans la Corne de l'Afrique »,* pp. 93-111, in : SMOUTS Marie-Claude (dir), *Politiques de la biosphère*, Critique internationale, vol. 9, 2000, p. 93.

119 ANDERSON Benedict, cité par : CLAPHAM Christopher, ARNAUD Hélène, *Ibidem*, p. 94.

120 Nous nous référons ici à la distinction introduite par Bruce Berman et John Lonsdale pour qui, la construction de l'État, renvoie à « l'effort conscient pour créer un appareil de contrôle », tandis que la formation de l'État, apparaît comme un « processus historique en grande partie inconscient et contradictoire de conflits de négociations et de compromis entre différents groupes ».

BERMAN Bruce, LONSDALE John, *Unhappy valley : Conflict in Kenya and Africa*, State and class, vol. 1, Violence and ethnicity, vol. 2, Ohio University Press, 1992, cité par : KADA Nicolas, MARTIAL Mathieu, *Dictionnaire d'administration publique,* Presses universitaires de Grenoble, 2014, p. 211.

121 *Ibidem.*

processus de partition s'inscrit dans la durée, et seules les frontières de l'État indépendant du Congo y sont délimitées avec en outre, la reconnaissance de la souveraineté à titre personnel du roi Léopold II sur cet État. Ce traitement particulier est le fruit d'un travail politique et diplomatique mené de façon bilatérale en amont de la Conférence, mais également de la capacité de Léopold II à satisfaire les principales ambitions et prétentions qui se dégagent de l'Acte final de cette Conférence. Fort d'une réputation de philanthrope et de libéral, le roi de Belgique inscrit sa démarche tant dans le présupposé éthique de la domination coloniale, dont l'objectif de façade est l'accomplissement d'une « mission civilisatrice », que dans le pragmatisme économique de cette domination, en souscrivant à des accords de libre-échange avec les autres États coloniaux. Plus généralement, ce pragmatisme économique a pour objectif fondamental d'imposer aux populations africaines le coût total de l'appareil de conquête et d'assujettissement, l'institutionnalisation de la domination étant étroitement liée à l'impératif de revenus. À cette fin, un des premiers actes de l'État indépendant du Congo est de confisquer plus de 95 % des terres disponibles[122], pour les rattacher au domaine de la couronne et au domaine privé de Léopold II. Ce dernier va rapidement favoriser l'implantation de sociétés privées, en leur confiant d'importants domaines en concession. Moyennant l'apport de capitaux et d'une main-d'œuvre servile, l'État figure parmi les principaux actionnaires de ces sociétés, sans que ce capitalisme d'État ne revête un caractère redistributif. Pour le politiste Jean-François Bayart, « la confusion de l'exercice de l'autorité publique et du prélèvement des richesses est

---

[122] BUELENS Frans, « Le tournant de 1908 : de l'État indépendant du Congo au Congo belge », pp. 197-209, in : *Cent ans d'histoire des outre-mers*, Outre-mers, tome 99, n° 376-377, 2012, p. 199.

consubstantielle au régime de la concession[123] », et marque le début d'une symbiose entre les milieux administratifs et des affaires, qui sera un des traits caractéristiques des régimes successifs du pays.

Dans le Congo de Léopold II, cette symbiose repose sur le recours massif au travail forcé comme outil d'exploitation économique. Au début du XIXe siècle, des voix s'élèvent pour dénoncer les exactions auxquelles se livre la force publique dans cette entreprise de soumission. La pratique des « mains coupées » est particulièrement mise en avant dans la campagne de dénonciation qui s'exerce sur la scène internationale. Bien qu'il ait été prouvé depuis que ces mutilations s'opéraient principalement *post mortem*[124], la force brutale du régime ne s'en décline pas moins en de multiples variantes. L'indignation internationale conduit Léopold II à céder l'État indépendant du Congo à la Belgique en 1908. Deux ans plus tard, le gouvernement belge supprime par décret le travail forcé et en adopte un autre sur le contrat de travail qui lie désormais « maîtres civilisés et travailleurs indigènes[125] », introduisant ainsi le principe de la liberté de travail. Le recours à un usage extensif de la violence est désormais proscrit, mais les pressions exercées par l'administration coloniale et les sociétés privées visant à infléchir la position du ministère

---

[123] BAYART Jean-François, *L'État en Afrique - La politique du ventre*, Paris, Fayard, 2006 (1989), p. 144.

[124] L'usage des cartouches à cette époque était contrôlé en raison de leur coût et pour prévenir tout risque de stockage en vue d'une mutinerie. Pour chaque balle utilisée, les soldats devaient fournir la main droite de la personne abattue pour justifier de son emploi.

[125] VAESSEN Vincent, « Les législations sur le contrat de travail de 1910 et 1922 au Congo Belge : deux intentions et deux modes de décisions opposés », pp. 1213-1254, in : *Histoire médiévale, moderne et contemporaine*, Revue belge de philologie et d'histoire, tome 79, 2001, p. 1121

des Colonies à Bruxelles, finissent par aboutir. Elles débouchent sur la réintroduction de l'emploi de la violence physique dans la répression des insoumissions et donc sur des formes déguisées et pérennes de travail forcé.

L'annexion du Congo par la Belgique marque également un tournant institutionnel majeur. La politique coloniale se veut désormais « progressiste » et « civilisatrice ». Le contrôle administratif de la population et la rationalisation de la main-d'œuvre deviennent les instruments d'une domination tournée vers l'exploitation systématique des ressources naturelles de la colonie. L'administration coloniale se déploie sur le territoire qu'elle subdivise en provinces et districts. Des « centres extra-coutumiers » également nommés « cités indigènes » se développent à proximité des entreprises nouvellement crées, constituant ainsi des réservoirs de main-d'œuvre. Les secteurs sanitaire et éducatif, qui continuent d'être délégués aux missions chrétiennes, progressent, mais toujours dans une acception utilitariste. Il s'agit en effet d'accroître à court et moyen terme le pool de main-d'œuvre en bonne santé et de former des ouvriers ou employés qualifiés.

L'instruction va constituer un levier d'ascension sociale, particulièrement au lendemain de la Seconde Guerre mondiale. En effet, les infrastructures sociales et administratives, ainsi que le secteur industriel, se développent rapidement dans un contexte d'essor des matières premières qu'engendre la reconstruction européenne, le Congo belge devenant une des colonies les plus riches d'Afrique. Corrélativement, la demande en employés et ouvriers qualifiés augmente, ceux-ci venant grossir les rangs de la nouvelle petite élite congolaise, catégorie sociale dite des « évolués ». L'octroi du statut d'« évolué » par l'administration coloniale, confère des droits et privilèges levant partiellement les discriminations raciales instaurées par la loi et la pratique. Cette voie d'ascension sociale engendre de l'espoir, des ambitions et des attentes, que le système colonial ne souhaite ou ne peut satisfaire. Porté par les « évolués », le nationalisme congolais va ainsi prendre forme à la fin des années 1950. La Belgique, consciente qu'elle ne peut échapper au processus d'émancipation déjà à l'œuvre dans d'autres colonies africaines, décide d'organiser en janvier 1960 une conférence belgo-congolaise dite de la « Table ronde », en vue de préparer l'indépendance du Congo.

Le 30 juin 1960, le Congo belge accède à l'indépendance comme nombre de colonies africaines, et prend le nom de République du Congo. S'ouvre une période de profonde instabilité, caractérisée par des sécessions régionales et des rébellions, qui prendront fin en 1965 avec le coup d'État du chef d'état-major Joseph Mobutu, revêtu de l'approbation des puissances occidentales. Non sans avoir préalablement vidé la Constitution de son contenu et posé les bases d'un régime autoritaire, Mobutu va durant les huit premières années de son régime, s'employer à restaurer la domination hégémonique étatique de l'ère coloniale, avec pour ambition d'instaurer un État de type « intégral » au sens gramscien du terme[126]. L'interpénétration entre sphère

[126] Antonio Gramsci rattache la notion d'« État intégral » à « l'ensemble des activités pratiques et théoriques grâce auxquelles la classe dirigeante non seulement justifie et maintient sa domination, mais réussit à obtenir le consentement actif des gouvernés ». Ces activités convergent vers une plus grande proximité entre gouvernants et classes subordonnées par affaissement de la barrière entre sphère publique et sphère privée. GRAMSCI Antonio, *Cahiers de prison*, Paris, Gallimard, Collection « NRF », 1978-1996, Cahier de prison n°15, section 10, cité par : HOARE George, SPERBER Nathan, *Introduction à Antonio Gramsci,* Paris, La Découverte, Collection « Repères », 2019, p. 48.

publique et sphère privée, entre la société politique, la société congolaise et le secteur économique, va s'opérer par le biais d'un renforcement de l'appareil de contrôle bureaucratique et militaire, puis au travers de la doctrine nationaliste du « recours à l'authenticité ». Celle-ci débouchera dans les années suivantes sur la politique de « zaïrianisation », entreprise à la fois d'ordre idéologique, politique, et économique. Les personnes et les noms propres sont « zaïrianisés », le Congo devenant Zaïre, tandis qu'une grande partie de l'appareil productif et commercial est nationalisé. À partir de 1974, le régime s'engage de manière radicale dans des pratiques néo-patrimoniales et clientélistes, pratiques conduites à des fins de renforcement du pouvoir autoritaire et d'accaparement des richesses. La gestion désastreuse des biens nationalisés, la dilapidation des ressources de l'État au sein des réseaux patrimoniaux et clientélistes, de même que l'interruption des réformes politiques et économiques de type développementaliste, vont entraîner le déclin du régime dès le milieu des années 1970. La présidence de Mobutu durera néanmoins 32 ans, son anticommunisme en ces temps de guerre froide faisant de lui un allié précieux, sans que les excès de son régime ne lui aliènent le soutien des puissances occidentales comme les États-Unis, la Belgique et la France. Mais la chute du communisme, combinée à l'onde choc du génocide rwandais qui atteint l'est du pays, vont provoquer sa chute.

À l'été 1994, 40 000 miliciens et soldats aux côtés d'un million de civils rwandais hutus[127] se réfugient au Kivu, après la victoire des forces armées tutsies sur le régime hutu

---

[127] STEARNS Jason, *L'ancrage social des rébellions congolaises. Approche historique de la mobilisation des groupes armés en République démocratique du Congo*, Afrique contemporaine, vol. 265, n° 1, 2018, p. 23.

rwandais. Cette pression démographique sans précédent est à l'origine d'une hostilité anti-Tutsi qui conduit le Parlement congolais à adopter des résolutions discriminantes à leur encontre. En réponse, une coalition rebelle composée de Zaïrois tutsis, rejointe par des opposants de tous bords à Mobutu, forme en 1996 l'Alliance des forces démocratiques pour la libération du Congo-Zaïre (AFDL), qui s'empare de la région du Kivu avec le soutien du Rwanda, du Burundi et de l'Ouganda. La motivation de ces pays est double : sécuriser les frontières et accéder aux richesses du sous-sol congolais. Dirigée par Laurent Désiré Kabila, l'AFDL continue sa progression vers Kinshasa et renverse Joseph Mobutu en quelques mois, massacrant au passage quelques centaines de milliers de réfugiés hutus, un crime contre l'humanité selon la commission d'enquête des Nations unies de 1998[128].

En mai 1997, Laurent Désiré Kabila se proclame chef de l'État, qu'il rebaptise République démocratique du Congo. Il s'octroie par décret constitutionnel la totalité des pouvoirs, interdit toute activité politique et prend ses distances vis-à-vis de ses anciens alliés, les accusant de piller les ressources minières du pays et de porter atteinte à son intégrité territoriale en soutenant des milices armées à l'est de la RDC. Celles-ci déclenchent un conflit en 1998 qui va prendre une dimension régionale avec l'implication de sept pays africains, Laurent Désiré Kabila étant désormais soutenu par l'Angola, la Namibie, le Zimbabwe et le Tchad. Un accord de paix instaurant un cessez-le-feu est signé à Lusaka (Zambie) le 10 juillet 1999. Bien qu'il

---

128 ONU, *Mission des Nations Unies pour l'action d'urgence contre l'Ebola (MINUAUCE)*, Action mondiale de lutte contre l'Ebola, 2015, [consulté le 08/12/2019], disponible sur : https://ebolaresponse.un.org/fr/mission-des-nations-unies-pour-action-urgente-contre-ebola

prévoie un retrait des groupes armés étrangers ainsi que le déploiement d'une mission de maintien de la paix des Nations unies (MONUC[129]) chargée de désarmer les groupes rebelles, ce n'est qu'en 2002, sous la présidence de Joseph Kabila arrivé au pouvoir suite à l'assassinat de son père en 2001, que les armées rwandaise, ougandaise et burundaise se retirent. En dépit de la présence de la MONUC, le conflit pour le contrôle des richesses naturelles persiste en Ituri et au Kivu, l'armée congolaise et les milices progouvernementales Maï-Maï affrontant de puissants groupes rebelles qui continuent d'être soutenus par le Rwanda et l'Ouganda. Ces tensions conduisent le Conseil de sécurité à proroger le mandat de la MONUC en 2005 qui, dès lors, devient la plus importante mission de maintien de la paix dans le monde en termes d'effectifs.

C'est également en 2005, à la suite d'un référendum constitutionnel, que s'ouvre un nouveau cycle d'élections législatives, sénatoriales, locales et présidentielles, confirmant Joseph Kabila au poste de président en 2006 puis de nouveau en 2011, ce dernier scrutin étant marqué par de nombreuses irrégularités et des violations des droits humains par les forces de sécurité à l'encontre d'opposants. Le processus de transition démocratique initié par l'accord de Lusaka de 1999 reste précaire et Joseph Kabila, dans l'impossibilité de briguer un troisième mandat en vertu de la Constitution, va opter pour une stratégie de glissement, parvenant au prix d'une répression sanglante des mouvements de contestation, à reporter les élections de 2016. Mais les tentatives de révision de la Constitution et de modification de la loi électorale échouent, et les élections finissent par avoir lieu le 30 décembre 2018, portant Félix

[129] Mission de l'organisation des Nations Unies en République démocratique du Congo

Tshisekedi, chef du parti d'opposition l'Union pour la démocratie et le progrès social (UDPS), à la tête de l'État.

La situation à l'est du pays quant à elle s'enlise. Le retrait des troupes étrangères ougandaises et rwandaises en 2002, a engendré un vide sécuritaire propice au regain d'affrontements sur fond de revendications foncières et politiques, qui atteignent leur paroxysme en 2013. À cette même période, les forces armées congolaises et celles des Nations unies — devenues entre-temps la MONUSCO[130] – mènent des interventions décisives. Celles-ci aboutissent notamment à la dissolution du groupe armé M23 à majorité tutsie, et au désarmement partiel de la rébellion hutue rwandaise des Forces démocratiques de libération du Rwanda (FDLR) et des combattants ougandais des Forces démocratiques alliées — Armée nationale de libération de l'Ouganda (ADF-NALU). Depuis, on observe une routinisation des mobilisations armées que les recompositions politiques successives n'ont pas permis d'enrayer. Ceci est pour partie lié au fait que l'intégration d'un groupe armé, assure protection et subsistance dans un contexte social et sécuritaire dégradé. À ce sujet, Mehdi Belaid souligne dans son ouvrage analysant la trajectoire des membres de ces groupes armés, que « la figure du guerrier est loin d'être dominante dans l'économie morale des dynamiques d'engagement à l'est du Congo[131] ».

S'il est indéniable que ces conflits oubliés auraient fait de nombreuses victimes, certaines études comme celles de l'International Rescue Committee en 2008, portant à 5,4 millions le nombre de décès imputables à ces conflits, sont

---

[130] Mission de l'Organisation des Nations unies pour la stabilisation en république démocratique du Congo

[131] BELAID Mehdi, *Les mobilisations armées à l'est de la République démocratique du Congo : dynamiques sociales d'une pratique ordinaire*, Critique internationale, vol. 82, n° 1, 2019, p. 37.

aujourd'hui contestées et le doute statistique demeure[132]. Notons que ces chiffres tiennent compte de la mortalité indirecte, liée à une situation politique et sociale marquée entre autres, par une baisse du rendement agricole, une détérioration des infrastructures routières et des structures sanitaires, ainsi que des épidémies dans les camps de déplacés et de réfugiés.

---

132 NAEPELS Michel, *Au Congo, une violence sans nombres*, Le Monde, 5 janvier 2018, [consulté le 12/12/2019], disponible sur : https://www.lemonde.fr/idees/article/2018/01/05/au-congo-une-violence-sans-nombres_5237906_3232.html

Chapitre 2.

Contexte humanitaire et sanitaire de la République démocratique du Congo

Pays potentiellement riche en raison de ses ressources naturelles, les aléas de l'histoire ont entravé son développement économique. En 2017, le secteur extractif représentait 97,5 % des recettes d'exportation, 34 % des recettes courantes de l'État, et 33 % du PIB[133]. Cette absence de diversification de l'économie rend la RDC très dépendante du cours des matières premières. Leur effondrement en 2008 a plongé le pays dans une récession économique dont il n'est sorti qu'en 2018, avec la relance de la demande mondiale en cuivre et en cobalt. En outre, le défaut d'infrastructures représente un obstacle majeur au développement. Une illustration parlante de cet état de fait est l'aménagement hydroélectrique du fleuve Congo. Bien que la RDC dispose du deuxième bassin hydrographique du continent, son potentiel énergétique, un des plus puissants au monde, demeure largement sous-exploité, et seuls 19,1 %[134] des congolais avaient un accès à l'électricité en

---

[133] Base de données de la Banque Africaine de développement, disponible sur :
https://www.afdb.org/fr/pays-afrique-centrale/republique-democratique-du-congo

[134] Base de données de la Banque Mondiale, *Accès à l'électricité (% de la population) - République démocratique du Congo*, disponible sur :

2017. Par ailleurs, les échanges internes sont longs, lents et coûteux, et freinent l'émergence d'une économie nationale intégrée. Dans un tel contexte, l'économie du pays repose essentiellement sur le secteur informel. Aussi, le faible nombre de contribuables, associé à une corruption endémique — le pays est classé 161ème sur 180 en 2018 selon l'ONG Transparency International — ne permettent pas à l'État de dégager des recettes fiscales suffisantes pour mener à bien ses fonctions régaliennes et de service.

Les défaillances étatiques touchent de nombreux secteurs, notamment les services sociaux de base, au premier rang desquels l'éducation et la santé, qui sont assurées par l'effort combiné d'Églises, d'associations locales, d'ONG et d'agences internationales comme l'OMS et l'UNICEF. L'État n'est également pas en mesure d'assurer la protection de sa population exposée aux conflits armés, aux violences intercommunautaires et aux violences physiques, particulièrement celles basées sur le genre[135]. Cette insécurité est à l'origine de vastes mouvements de populations. Selon le Haut-Commissariat des Nations unies pour les réfugiés (UNHCR), plus de 800 000 personnes auraient fui la RDC, majoritairement en Ouganda voisin[136]. En 2019, le pays compte 4,5 millions de déplacés internes et plus de 500 000 réfugiés[137], principalement en provenance du Rwanda, de la RCA et du Burundi, déplacés internes et réfugiés se répartissant en grande majorité à l'est du pays, au Kivu et en Ituri. Ces personnes sont les premières touchées par l'insécurité

---

https://donnees.banquemondiale.org/indicateur/EG.ELC.ACCS.ZS?locations=CD

[135] OCHA, *DRC Humanitarian Fund*, Annual report 2018, p. 7.

[136] UNHCR, *Fact sheet République Démocratique du Congo*, 31 janvier 2019, p. 8.

[137] *Ibidem*, p. 1.

alimentaire qui affecte près de 10 % de la population. Plusieurs saisons agricoles ayant été perdues, le pays fait face à de graves pénuries alimentaires. Avec plus de 5 millions de cas de malnutrition aiguë, la crise alimentaire qui sévit en RDC serait selon le Programme alimentaire mondial (PAM), la deuxième plus importante au monde à l'heure actuelle après celle au Yémen[138]. La crise humanitaire est multisectorielle, à l'insécurité alimentaire s'ajoutent un accès limité à l'eau, des conditions d'hygiène et d'assainissement précaires, le mal-logement, ou encore les difficultés d'acquisition des biens non alimentaires de base. Dans son Plan de réponse humanitaire 2017-2019 pour la RDC, le Bureau de la coordination des affaires humanitaires des Nations unies (OCHA), estimait que compte tenu de l'évolution probable de la situation sécuritaire, socio-économique et politique, 12,8 millions de personnes auraient besoin d'une assistance humanitaire en 2019.

Sur le plan sanitaire, le profil épidémiologique de la RDC est marqué par l'émergence et la réémergence de plusieurs maladies transmissibles à potentiel épidémique, mais également par l'augmentation de l'incidence des maladies non transmissibles, caractéristique d'un pays en phase de transition épidémiologique. Ce double fardeau des maladies transmissibles et non transmissibles a une répercussion sur la morbidité et la mortalité de l'ensemble de la population — l'espérance de vie à la naissance, hommes et femmes confondus, étant de 59 ans[139]. Aussi, la

---

[138] PAM, *RDC : le PAM accroît son assistance dans l'est du pays suite à la recrudescence des conflits*, Communiqué de presse, 2 juillet 2019, [consulté le 13/12/2019], disponible sur : https://fr.wfp.org/communiques-de-presse/rdc-le-pam-accroit-son-assistance-dans-lest-du-pays-suite-la-recrudescence

[139] OMS, *Stratégie de coopération de l'OMS avec le pays. République démocratique du Congo. 2017-2021*, p. 15.

RDC connaît les préoccupations sanitaires d'un pays en développement avec une mortalité infanto-juvénile et maternelle due à des maladies évitables élevée, des cas de sous-nutrition en hausse, et une recrudescence des maladies infectieuses et parasitaires. Le paludisme reste la première cause de morbidité et de mortalité en RDC. Avec un taux de prévalence de 23 % dans la population, il serait responsable de 40 000 décès sur l'année 2015[140]. Le pays connaît également une épidémie à VIH/sida de type généralisé avec une prévalence relativement stable, estimée à 1,2 % au cours de ces dernières années[141]. Enfin, on compte 14 maladies tropicales négligées de nature endémique, ainsi qu'une augmentation des maladies évitables par la vaccination, telles que la rougeole ou le tétanos. Si les dominantes pathologiques de la RDC restent celles d'un pays en développement, les maladies non transmissibles comme les maladies cardiovasculaires, les maladies respiratoires et le diabète, viennent s'ajouter aux traditionnelles priorités infectieuses et parasitaires.

Par ailleurs, dans un contexte de fécondité mal maîtrisée (6,6 enfants par femme), le dynamisme démographique est particulièrement fort. Avec une augmentation annuelle de sa population de plus de 2 millions de personnes, la RDC s'attend à un doublement de sa population tous les 25 ans[142]. Génératrice de pauvreté, cette croissance démographique exerce également une pression exacerbée sur les services sociaux tels que les systèmes éducatif et sanitaire. Or ce dernier est déjà particulièrement sous tension.

---

[140] Base de données de l'OMS, *Democratic Republic of the Congo statistics summary (2002 - présent)*, disponible sur : http://apps.who.int/gho/data/node.country.country-COD

[141] *Ibidem.*

[142] OMS, *Stratégie de coopération de l'OMS avec le pays. République démocratique du Congo. 2017-2021*, p. 22.

Dans le document relatif à la Stratégie de coopération de l'OMS avec les pays (SCP), couvrant la période 2008-2013 pour la RDC[143], l'OMS constatait que le désengagement progressif de l'État dans le financement du secteur sanitaire, avait impacté les capacités du ministère de la Santé à mener à bien la politique nationale de santé publique. L'OMS soulignait en outre, que dans un contexte de dépendance à l'égard des financements extérieurs, quasi-exclusivement destinés à des programmes verticaux, le renforcement des structures sanitaires de base avait été délaissé. Bien que le dernier Plan national de développement sanitaire (PNDS) pour la période 2016-2020, s'inscrive dans le cadre de la mise en œuvre d'une couverture sanitaire universelle (CSU), avec l'initiative de revitalisation des soins de santé primaires, les défis restent cependant immenses. Dans ce document, le ministère de la Santé reconnaît ses difficultés à assurer une bonne gouvernance, en particulier à remplir ses fonctions normatives et son rôle de régulation, de coordination et de prestation de soins tertiaires[144]. Il précise d'autre part, que l'État consacre seulement 4 % de son budget à la santé, contre les 15 % auxquels il s'était engagé lors de la signature de la Déclaration d'Abuja en 2001[145]. S'agissant des financements extérieurs, qui représentent 44 % du budget en santé, leur fragmentation et leur gestion à 60 % par des partenaires extérieurs ne permettent pas au ministère de la Santé de bénéficier d'un appui budgétaire pour mener à bien ses missions[146]. Cette gestion, qui selon lui va à l'encontre des principes de la Déclaration de Paris

---

[143] OMS, *Stratégie de coopération de l'OMS avec le pays. République démocratique du Congo. 2008-2013*, p. 6.

[144] MINISTÈRE DE LA SANTÉ PUBLIQUE, *Plan National de Développement Sanitaire 2016-2020 Vers la Couverture Sanitaire Universelle*, mars 2016, p. 51.

[145] *Ibidem*, p. 44.

[146] *Ibidem*, p. 47.

sur l'efficacité de l'aide, entraîne une multiplicité des procédures responsable d'importants coûts de gestion et n'incite pas à la mise en commun des ressources entre partenaires. Elle constitue également un frein à une approche transversale des politiques de santé. Ces propos sont corroborés par l'OMS qui déclare que « l'aide publique au développement reste fragmentée et inefficiente[147] », et qu'en l'absence d'assurance maladie, seul reste le paiement direct des soins.

Avec la politique de tarification des soins, les ménages contribuent à hauteur de 40 % du budget en santé[148]. Dans un pays où 82 % de la population vient en-dessous du seuil de pauvreté[149], cette politique conduit à des dépenses catastrophiques en santé[150]. Dès lors, le recours aux soins est faible et plus tardif, et la continuité des soins n'est pas assurée. L'accès aux soins est également entravé par une faible couverture sanitaire du territoire (30 %). Soulignons que parmi les centres de santé existants, seuls 12 % répondent aux normes nationales en matière d'infrastructures et d'équipements[151]. L'accès à des soins de qualité est également entravé par des problèmes d'approvisionnement, d'accessibilité, de qualité et d'utilisation rationnelle des médicaments ; par le faible nombre de médecins (0,9 pour 10 000 habitants) et de personnels paramédicaux (9,4 infirmiers et sage femmes

---

147 OMS, *Stratégie de coopération de l'OMS avec le pays. République démocratique du Congo. 2008-2013*, p. 27.
148 *Ibidem*, p. 33.
149 *Ibidem*, p. 35.
150 Les dépenses de santé sont dites catastrophiques quand, pour payer les soins, les malades ou leur ménage doivent s'acquitter d'une participation financière très élevée par rapport à leur revenu.
151 MINISTÈRE DE LA SANTÉ PUBLIQUE, *Plan National de Développement Sanitaire 2016-2020 Vers la Couverture Sanitaire Universelle, Op. cit.*, p. 36.

pour 10 000 habitants) ; par le niveau de formation souvent insuffisant de ces professionnels de santé, par ailleurs inégalement réparti sur le territoire ; par le non-respect des procédures de prévention des infections et une hygiène hospitalière défectueuse. Enfin, l'OMS note la faible résilience du système de santé face à des chocs exogènes tels que les urgences et catastrophes, ce qui inclut notamment les événements épidémiques. La conjugaison de ces éléments, associée aux faiblesses du Système national d'information sanitaire (SNIS) dans la collecte, l'analyse et la diffusion de données sanitaires, entrave à l'évidence de manière considérable, les capacités de mise en œuvre du Règlement sanitaire international (RSI) (2005).

Chapitre 3.

Les enjeux opérationnels de la lutte contre Ebola

Depuis 1976, la RDC a été confrontée à neuf épidémies d'Ebola. Toutes ces épidémies se sont caractérisées par une forte contagiosité, un taux de létalité élevé et une dégradation de la situation socio-économique des communautés touchées. Survenues dans des régions reculées et faiblement peuplées, elles avaient cependant été rapidement circoncises, le bilan humain n'ayant jamais excédé les 318 décès de la première épidémie[152]. Ainsi, la dernière flambée épidémique survenue en mai 2018 dans la province de l'Équateur à l'ouest de la RDC, enrayée au bout de trois mois, ne comptabilisait que 33 décès[153]. L'épidémie actuelle, qui se déroule dans l'est de la RDC, contraste à bien des égards. Sans pour le moment avoir acquis les dimensions de l'épidémie en Afrique de l'Ouest, elle s'en rapproche néanmoins, étant entendu qu'elle constitue la deuxième épidémie la plus importante en termes de durée, de mortalité et d'étendue géographique. Les chaînes de

---

[152] MARTINER Tue, *Chronology of Ebola Virus Disease outbreaks, 1976-2014*, *Op. cit.*

[153] OMS, *Maladie à virus Ebola – République Démocratique du Congo*, Bulletin d'information sur les flambées épidémiques du 25 juillet 2018, [consulté le 14/12/2019], disponible sur : https://www.who.int/csr/don/25-july-2018-ebola-drc/fr/

transmission ayant persisté, l'épidémie entre dans son 18ème mois, et comptabilise à ce jour 3291 cas de maladie à virus Ebola (MVE), dont 2193 cas mortels, soit un taux de létalité global de 67 %[154]. L'épidémie s'étend sur deux régions, le Kivu et l'Ituri, qui comptent 16 millions d'habitants[155], et dont la superficie est comparable à celle du Sénégal.

Le 28 juillet 2018, l'autorité sanitaire provinciale du Nord-Kivu signale au ministère de la Santé, la présence de 26 cas suspects de fièvre hémorragique aiguë, dont 20 sont décédés. Ces cas sont pour l'heure circonscrits au district sanitaire de Mabalako, dans le nord de la province du Nord-Kivu, zone frontalière de l'Ituri. Une mission conjointe du ministère et de l'OMS est dépêchée sur place le 31 juillet pour effectuer des prélèvements, qui sont envoyés à l'Institut national de recherche biomédical (INRB) de Kinshasa situé à 3000 kilomètres, mais seul à disposer d'un niveau de sécurité suffisant. Les échantillons reviennent positifs au virus Ebola le 1er août, date à laquelle le ministère de la Santé déclare officiellement l'épidémie. Une enquête *ex post* mettra toutefois en évidence des antécédents de cas sporadiques avérés, remontant au 30 avril 2018.

Rapidement, d'autres cas vont être signalés dans plusieurs districts de santé du Nord-Kivu et de l'Ituri. Dès le 1er août, le ministre de la Santé préside une réunion de coordination entre les autorités sanitaires nationales et locales, l'OMS, et des partenaires nationaux et

---

154 OMS, *Maladie à virus Ebola - République Démocratique du Congo*, Bulletin d'information sur les flambées épidémiques du 14 novembre 2019, [consulté le 14/12/2019], disponible sur : https://www.who.int/csr/don/14-november-2019-ebola-drc/fr/

155 INSTITUT NATIONAL STATISTIQUE, *Annuaire statistique 2015*, Kinshasa, Ministère du Plan, 2017, p. 98.

internationaux, pour évaluer les besoins et capacités logistiques immédiats, et élaborer un plan d'intervention complet. Le ministère de la Santé se voit assurer le leadership d'une réponse multi-acteurs qui repose sur 6 piliers : (i) la détection, l'isolement rapide et la prise en charge clinique des cas suspects et avérés, et le suivi des survivants ; (ii) la recherche active, la vaccination et le suivi des contacts ; (iii) le renforcement des capacités de diagnostic et de recherche en laboratoire ; (iv) le renforcement des mesures de prévention et de contrôle infectieux ; (v) les enterrements dignes et sécurisés (EDS) ; (vi) la préparation opérationnelle des provinces adjacentes et des pays limitrophes, en accordant une priorité à l'Ouganda, au Soudan du Sud et au Rwanda.

Les activités de surveillance visent à détecter précocement les nouveaux cas de MVE en vue de leur isolement, afin de prévenir la propagation de l'épidémie. Elles reposent sur un système d'alerte émanant de différentes sources : équipes de surveillance dédiées, structures sanitaires, leaders communautaires, *etc*. Chaque alerte donne lieu à une enquête épidémiologique qui détermine s'il convient de considérer le cas comme « suspect ». Dans pareil constat, il sera alors nécessaire de procéder à une investigation approfondie. En présence d'un cas suspect, l'équipe chargée de l'enquête assure l'identification, le traçage et le suivi quotidien des contacts sur un délai de 21 jours, qui correspond à la période maximale d'incubation du virus Ebola. L'identification de tous les contacts représente un réel défi sur le plan logistique et peut se heurter à nombre de difficultés comme l'absence d'adresse, des lieux sans nom de rue, des personnes désignées par un surnom. À l'heure actuelle, ce sont en moyenne quelque 3628 alertes qui sont lancées quotidiennement, donnant lieu à autant d'investigations épidémiologiques, qui depuis le début de l'épidémie, ont recensé 217 000 contacts[156]. L'OMS estime que la principale faiblesse de la réponse réside dans l'identification exhaustive des contacts, en raison de la grande mobilité des populations dans cette zone, de l'absence de registre de patients dans les établissements de santé, mais également de la faible compliance des communautés. Une proportion importante de contacts à haut risque bien qu'identifiés serait perdue de vue, représentant un risque significatif de transmission secondaire et de propagation vers de nouvelles zones géographiques.

Les principaux partenaires du ministère de la Santé engagés dans les activités de surveillance sont l'OMS, notamment par l'intermédiaire de son Réseau mondial d'alerte et d'action en cas d'épidémie (GOARN), l'Organisation internationale pour les migrations (OIM) et Médecins sans frontières (MSF). L'OIM, également chargée de la gestion de la mobilité et des frontières dans les endroits à risque de transmission, a mis son expertise au service de l'identification de 109 Points d'Entrée (PoE)[157], ou points de passage et de rassemblement de voyageurs, dont elle assure la surveillance sanitaire. Coordonné par l'OMS, le GOARN est un dispositif technique de collaboration entre diverses institutions nationales de santé publique, réseaux de laboratoires, organisations des Nations unies (notamment l'UNICEF et l'UNHCR) et organisations non gouvernementales. Créé dans le but d'apporter un appui technique et opérationnel lors d'urgences de santé publique, le GOARN a été activé par

---

[156] OMS, *Ebola virus disease. Democratic Republic of Congo. External situation report 71*, 10 décembre 2019, p. 6.

[157] OMS, *Ebola virus disease. Democratic Republic of Congo. External situation report 70*, 3 décembre 2019, p. 7.

l'OMS dès le début de l'épidémie et contribue à la réponse au travers du déploiement d'experts sur le terrain, d'une assistance technique et d'un soutien matériel. Seules informations à notre disposition le concernant, il conviendrait d'approfondir les modalités de fonctionnement de ce réseau au cours de l'actuelle épidémie d'Ebola pour mieux appréhender son rôle qui, au vu des nombreuses références à son sujet, semble d'importance. Notons que d'une manière générale, il est particulièrement difficile de percevoir les dynamiques entre acteurs qui sont à l'œuvre au cours de cette épidémie. En l'absence d'étude à caractère scientifique, les données présentées émanent de la littérature grise, dont l'approche factuelle est impropre à faire émerger la structuration, le jeu et la rugosité des relations entre acteurs.

Tout contact et contact de contact, auxquels s'ajoutent l'ensemble des agents de santé et de première ligne, se voient proposer le vaccin rVSV-ZEBOV-GP qui, nous l'avons vu, est mis en œuvre au titre de l'usage compassionnel, ce qui stipule qu'une vaccination de masse généralisée n'est pas encore envisageable. La stratégie adoptée est donc celle de la vaccination en anneau, pour laquelle sont recrutés les individus à haut risque de transmission autour d'un cas suspect, après obtention du consentement éclairé de la personne. Débutée au 8ème jour de l'épidémie, la campagne de vaccination se poursuit, et plus de 250 000[158] personnes ont actuellement bénéficié du vaccin rVSV-ZEBOV-GP. Sur la base des essais cliniques réalisés durant l'épidémie en Afrique de l'Ouest, des études ont démontré qu'administré immédiatement en post-exposition, rVSV-ZEBOV-GP présente une efficacité vaccinale évaluée à 100 %, et confère une immunité

---

158 OMS, *Ebola virus disease. Democratic Republic of Congo. External situation report 71*, Op. cit., p. 6.

humorale durant 12 mois[159]. Ces propriétés en font un outil très prometteur, qui porte en lui l'espoir de voir l'épidémie enrayée. Notons cependant, qu'en l'absence d'autorisation sur le marché, les femmes enceintes et allaitantes ainsi que les nourrissons ont jusqu'à ce jour été exclus du protocole de vaccination. Étant donné la surreprésentation des cas d'Ebola dans ces groupes de populations, le retard dans le développement d'un vaccin efficace apparaît lourd de conséquences. En outre, son déploiement se heurte à des difficultés de terrain, notamment liées aux faiblesses du système de santé, et la couverture vaccinale n'est pas optimale. Son acheminement, qui nécessite le respect d'une chaîne du froid, est rendu compliqué dans une région où l'accès à l'électricité est limité. Aussi, l'ensemble des structures de santé ne sont pas en mesure de conserver le vaccin à — 80 °C. À cela s'ajoute un défaut de formation aux Bonnes pratiques cliniques (BPC) du personnel médical, limitant le nombre d'agents disponibles pour la vaccination. MSF note également que les équipes de surveillance ne parviennent à retracer qu'un quart des contacts connus et probables, ce qui représente autant d'occasions manquées de vaccination, auxquelles s'ajoutent celles imputables à la méfiance de la population locale à l'égard du vaccin[160]. Utilisé à titre expérimental, son innocuité est remise en cause et certaines personnes préfèrent ne pas courir le risque de développer les effets secondaires dont il est affublé.

---

[159] HCSP, *Avis relatif aux mesures préventives par la vaccination contre le virus Ebola des personnes susceptibles d'être en contact avec des patients à risque de transmission*, Paris, Haut Conseil de la Santé Publique, 2018, p. 8.

[160] MÉDECINS SANS FRONTIÈRES, *RDC : la vaccination, nouveau front de la lutte contre Ebola à Beni*, Communiqué de presse, 3 octobre 2019, [consulté le 16 décembre 2019], disponible sur : https://www.msf.fr/actualites/rdc-la-vaccination-nouveau-front-de-la-lutte-contre-ebola-a-beni

MSF fait partie des principaux partenaires du ministère de la Santé, aux côtés de l'OMS, du GOARN et de l'UNICEF, pour mener à bien les efforts de vaccination, qu'elle juge néanmoins insuffisants. Car la vaccination au cours de cette épidémie cristallise des tensions entre MSF et l'OMS d'une part, et au sein du gouvernement d'autre part. L'OMS, chargée de la distribution des vaccins mis directement à sa disposition par Merck & Co, se voit opposer par MSF un manque de transparence dans leur gestion et d'en restreindre l'accès. Selon MSF, « les raisons derrière ces restrictions restent obscures[161] », et justifient « la création d'un comité international indépendant chargé d'évaluer et d'étendre la stratégie de vaccination et de gérer l'approvisionnement en vaccins de manière plus transparente[162] ». Pour l'OMS « il y a assez de doses de vaccin sur le terrain pour répondre aux besoins actuels[163] » et l'appel de MSF, largement relayé par les médias en septembre 2019, est pour l'heure resté sans suite. À notre connaissance, l'OMS n'aurait formulé aucun engagement de transparence et MSF n'aurait pas surenchéri, cette polémique souffrant elle aussi d'une certaine opacité. Deux mois avant sa médiatisation, l'ancien ministre de la Santé Oly Ilunga, qualifié dans un entretien au journal *Le Monde*, les allégations de pénurie de vaccins comme mensongères et destinées à promouvoir l'introduction d'un second

---

[161] LE MONDE, AFP, *Ebola en RDC : un deuxième vaccin sera introduit mi-octobre*, Le Monde, 23 septembre 2019, [consulté le 16/12/2019], disponible sur : https://www.lemonde.fr/planete/article/2019/09/23/ebola-en-rdc-un-deuxieme-vaccin-sera-introduit-a-la-mi-octobre_6012657_3244.html

[162] *Ibidem.*

[163] OMS, *Feu vert pour un deuxième vaccin anti-Ebola en RDC en complément de la «vaccination en anneau»*, Genève, Déclaration du 23 septembre 2019, [consulté le 16/12/2019], disponible sur : https://www.who.int/fr/news-room/detail/23-09-2019-second-ebola-vaccine-to-complement-ring-vaccination-given-green-light-in-drc

vaccin, sans l'aval des autorités congolaises qui remettaient en cause son efficacité[164]. Il s'agit du vaccin expérimental mis au point par un laboratoire belge, filiale du groupe américain Johnson & Johnson. Ce vaccin, qui n'en est qu'à la deuxième phase des essais cliniques et nécessite deux injections à 56 jours d'intervalle, a depuis été introduit en RDC. Débutés mi-novembre, les essais cliniques se poursuivent dans une zone de santé de la région du Nord-Kivu, où la transmission du virus n'est plus active. Approuvé par le Groupe stratégique consultatif d'experts sur la vaccination (SAGE) de l'OMS, certains émettent néanmoins des réserves sur la faisabilité de deux injections à plus d'un mois d'intervalle, dans une région où le suivi des patients reste complexe. Entre-temps, Oly Ilunga, accusé de détournement de fonds dévolus à la lutte contre Ebola, a démissionné suite au désaveu du président Félix Tshisekedi. Celui-ci a confié en juillet la coordination de la réponse à un comité d'experts mené par le professeur Jean-Jacques Muyembe Tamfum, directeur de l'Institut national de recherche biomédicale (INRB) de Kinshasa, codécouvreur du virus Ebola en 1976, et fervent défenseur de l'introduction du second vaccin. Si la véracité des propos tenus par l'ensemble de ces acteurs ne peut être démontrée, force est de constater les tensions qui entourent la mise en œuvre de la vaccination en l'absence de vaccin homologué, invitant à une étude plus approfondie des rapports de force qui se jouent ici.

Les cas considérés comme suspects en raison de l'apparition de symptômes évocateurs, sont transférés dans des unités d'isolement appelées Centres de transit (CT). Ils y reçoivent les premiers soins médicaux et font l'objet d'un

---

[164] TILOUINE Joan, *Ebola en RDC : le ministre de la santé démissionnaire révèle « les tentatives d'introduction illégale d'un vaccin expérimental »*, Le Monde Afrique, 26 juillet 2019.

examen clinique, dont le diagnostic ne pourra être confirmé qu'après analyse des prélèvements sanguins. Mais lorsque l'épidémie se déclare, les capacités de laboratoire au Kivu et en Ituri se révèlent inexistantes, ne permettant pas de réaliser un grand nombre de tests diagnostiques par jour, et ce, dans des conditions de biosécurité satisfaisantes. Avec un seul laboratoire rendu opérationnel grâce à l'acheminement de matériel depuis Kinshasa, 65 prélèvements[165] sont réalisés sur place au cours de la première semaine, contre 2800 actuellement[166]. L'acquisition de laboratoires mobiles, ainsi que la formation de techniciens de laboratoire ont permis cette évolution, qui ne doit cependant pas masquer les éventuels retards de diagnostic dus au manque initial de matériel, mais également le sous-équipement généralisé des infrastructures régionales, et le défaut de personnels qualifiés.

Les patients admis en CT pour lesquels le résultat du test de dépistage est positif, deviennent des cas dits « confirmés » et sont transférés dans des Centres de traitement Ebola (CTE), ces deux structures sanitaires étant généralement proches l'une de l'autre. Leur administration fait intervenir aux côtés du gouvernement et de l'OMS une pluralité d'acteurs (9 ONG et 3 programmes des Nations unies)[167], dont le rôle spécifique ne transparaît pas dans les documents à notre disposition. À ce jour, 25 CT et 11 CTE ont été construits et se répartissent sur l'ensemble de la zone

---

[165] OMS, *Ebola virus disease. Democratic Republic of Congo. External situation report 1*, 7 août 2018, p. 5.
[166] OMS, *Ebola virus disease. Democratic Republic of Congo. External situation report 71*, 10 décembre 2019, p. 5.
[167] OMS, *WHO's response to the 2018–2019 Ebola outbreak in North Kivu and Ituri, the Democratic Republic of the Congo. Report to donors for the period august 2018 – june 2019*, 2019, p. 38.

touchée[168]. Véritable système parallèle, ces centres sont déconnectés des structures de santé auxquelles les populations sont habituées, et ce, dans le but de prévenir la transmission nosocomiale du virus à d'autres patients. À cela s'ajoutent des mesures d'isolement drastiques pour les malades et des consignes de biosécurité lourdes pour le personnel soignant, au premier rang desquelles le port d'un équipement de protection individuel (EPI), dont l'inconfort limite considérablement le temps dévolu à la dispensation de soins compassionnels et palliatifs. Cet agencement tend à déshumaniser des soins qui, dans 50 % des cas, ne permettront pas la guérison du patient[169]. Comparativement à l'épidémie d'Ebola en Afrique de l'Ouest, ce taux de survie a néanmoins progressé. Aux traitements symptomatiques, viennent s'ajouter des traitements curatifs expérimentaux prometteurs, dont l'accès élargi a été approuvé en août 2019. Les chambres d'urgence biosécurisées baptisées CUBE, mises au point par l'ONG *The Alliance for International Medical Action* (ALIMA), font également partie des innovations visant à améliorer le confort des patients. Leurs parois transparentes pourvues de bras externes permettent une surveillance continue par les équipes soignantes, et une plus grande proximité entre le patient et ses proches. Malgré ces évolutions récentes, la crainte d'être hospitalisé dans les CT ou CTE demeure, et la moitié des nouveaux cas confirmés le sont *post mortem*[170], signifiant que ces personnes n'ont pas recouru

---

[168] OMS, *Ebola virus disease. Democratic Republic of Congo. External situation report 71*, 10 décembre 2019, p. 7.

[169] SPARROW Annie et al., *The Ongoing Ebola Epidemic in the Democratic Republic of Congo, 2018-2019*, The New England Journal of Medicine, 25 juillet 2019.

[170] ROBERTS Nathalie, *RDC : la réponse contre Ebola doit prendre en compte les besoins des populations*, Médecins Sans Frontière, Communiqué de presse, 11 avril 2019, [consulté le 17/12/2019], disponible sur :

aux soins. D'autres préfèrent s'adresser aux centres de santé traditionnels qu'ils connaissent. Cependant, en raison du manque d'équipement et de personnels formés, ces structures ne sont pas toutes en mesure d'isoler les patients et deviennent ainsi des vecteurs de propagation de l'épidémie. Identifiés comme tels, ces centres ne sont par la suite plus opérationnels, ce qui réduit l'accès aux soins des populations locales.

Cette inadéquation entre les mesures visant à enrayer l'épidémie et les habitudes de vie de la population, s'observe également dans la gestion des défunts. Les pratiques d'inhumation varient selon les groupes ethniques, mais impliquent généralement des contacts corporels étroits et intimes. En raison du risque élevé de transmission *post mortem*, un système d'alerte coordonné par la Fédération internationale de la Croix-Rouge (FICR) a été mis en place, afin de dépêcher le cas échéant des équipes funéraires, qui procéderont à des enterrements dignes et sécurisés (EDS). Comme nous le verrons plus loin, ces activités ayant fait l'objet d'actes hostiles répétés, elles bénéficient désormais du soutien d'une unité de la Protection civile du ministère de l'Intérieur.

Si nous avons souhaité développer ici les activités qui nous paraissaient pertinentes au regard de notre sujet, d'autres opérations connexes ont été mises en œuvre de façon incrémentale, au fil des quatre plans stratégiques pour la riposte. Mentionnons le Programme de soutien psychosocial aux survivants et à leur famille, et le Programme de renforcement des mesures de prévention et de lutte contre l'infection dans les établissements de santé. Ces plans comportent en outre un volet « communication

---

https://www.msf.fr/actualites/rdc-la-reponse-contre-ebola-doit-prendre-en-compte-les-besoins-des-populations

sur les risques, mobilisation sociale et engagement communautaire », sur lequel nous reviendrons dans le chapitre suivant.

L'ensemble de ces interventions fait intervenir une myriade d'acteurs, et ce sont plus de 70 ONG et institutions qui apportent leur soutien au gouvernement de la RDC et à l'OMS[171]. Aux programmes opérationnels complexes de prévention et de prise en charge des cas d'Ebola, par ailleurs remodelés au gré des plans de riposte successifs, se greffent des dispositifs administratifs aux fins de partage de l'information et de pilotage des activités. En l'absence de données tangibles sur la bureaucratisation de l'assistance sanitaire dans le cadre de l'actuelle épidémie d'Ebola en RDC, nous nous proposons de présenter ici, l'analyse éclairante d'un collectif de chercheurs en anthropologie (Jean-François Carémel et al., 2017), publiée dans l'ouvrage introspectif de MSF sur la gestion de l'épidémie d'Ebola en Afrique de l'Ouest. Ceux-ci font état d'une segmentation à la fois horizontale et verticale des dispositifs administratifs. La première renvoie à une segmentation géographique, avec l'existence de nombreux groupes de travail au sein d'une arène multi-niveaux, « allant du local (aire de santé) au transnational, en passant par le niveau départemental, régional et national[172] ». La segmentation verticale est quant à elle thématique, respectant pour partie les habituelles sphères de compétences de chaque acteur,

---

[171] OMS, *WHO's response to the 2018–2019 Ebola outbreak in North Kivu and Ituri, the Democratic Republic of the Congo. Report to donors for the period august 2018 – june 2019*, 2019, p. 4.

[172] CARÉMEL Jean-François, LANDRY B. FAYE Sylvain, OUEDRAOGO Ramatou, *La réponse « humanitaire » à l'épidémie d'Ebola en Guinée : entre routines et exceptions,* dans : HOFMAN Michel, SOKHIENG Au, *La politique de la peur. Médecins sans frontières et l'épidémie d'Ebola*, Saint-Jans-Molenbeek, Renaissance du livre, 2017, p. 120.

avec incidemment des rapports de concurrence entre institutions aux mandats de même nature. Pour les chercheurs[173], « la complexité de ces dispositifs implique, pour y être représenté et plus encore pour être partie prenante à part entière, des investissements de temps, de moyens humains et de construction de réseaux formels et informels ». Ils notent en outre que l'inclusion d'acteurs étatiques au sein de ces dispositifs, suggère un « retour à l'État » et à « certaines [de ses] obligations administratives », retour néanmoins pondéré par « l'asymétrie des partenariats » au sein d'un « système essentiellement « pensé » et développé par les acteurs de l'aide ».

Dans quelle mesure ce système a été reproduit et cette aspiration à la « bonne gouvernance » s'est-elle surpassée dans le cadre de l'épidémie en RDC ? Quelle est l'incidence de cette complexité bureaucratique sur l'efficacité de l'aide ? Dans ce système conçu par les acteurs de l'aide, probablement en fonction d'obligations contractuelles imposées par les bailleurs, la fonction de leadership du gouvernement congolais telle qu'elle est affichée, est-elle réellement effective ou fantasmée ? Répondre rigoureusement à ces questions implique une étude approfondie nécessitant de recourir à des entretiens auprès des différents acteurs impliqués. Bien que notre souhait d'esquisser les mécanismes de la réponse contre l'épidémie d'Ebola en RDC se heurte aux limites d'une analyse exogène, des points d'enrayement ont néanmoins été mis en évidence. Nous envisageons à présent d'en étudier l'origine en nous appuyant sur les facteurs circonstanciels avancés par l'OMS, et largement repris par les médias, pour justifier la progression de l'épidémie.

---

[173] *Ibidem*, pp. 120-121

Chapitre 4.

Les « résistances communautaires » et le recours à la force légitime

La première planification effectuée en août 2018 objectivait 200 à 300 contaminations[174], auxquelles trois mois d'intervention mettraient fin, pour un budget de 44 millions de dollars[175]. L'épidémie s'installant dans la durée, ce budget est réévalué à plusieurs reprises avec une constante, l'OMS ne parvient pas à mobiliser une aide internationale à hauteur de ses projections. Peu de documents relatifs aux financements étant publics, nous nous risquons ici à une extrapolation. Le budget cumulé des quatre plans successifs couvrant la période du début de l'épidémie à décembre 2019, porte à 541 millions de dollars

---

[174] OMS, *Plan national de riposte à l'épidémie de la maladie à virus Ebola dans la province du Nord-Kivu. RDC. Ministère de la Santé. Comité national de coordination*, 10 août 2018, p. 19.
[175] *Ibidem*, p. 21.

le montant estimé nécessaire par l'OMS[176] [177] [178]. À ce jour, l'organisation n'a perçu que 270 millions de dollars[179], soit la moitié de la somme envisagée. Comparativement, l'OMS avait reçu 459 millions de dollars pour l'épidémie en Afrique de l'Ouest[180]. Cet infléchissement de l'aide semble corrélé à l'effritement du caractère menaçant de l'épidémie. Plusieurs hypothèses peuvent être avancées pour expliquer ce phénomène. L'épidémie d'Ebola en RDC, hormis trois cas sporadiques en Ouganda, est restée cantonnée aux régions du Kivu et de l'Ituri, et n'a donc pas acquis une dimension internationale. Aussi, les mesures unilatérales de fermeture des frontières et de contrôle des flux de populations, ont à ce jour été temporaires et peu nombreuses. Seuls le Rwanda, durant les jours qui ont suivi la découverte d'un cas d'Ebola dans la ville frontalière de Goma, et l'Arabie Saoudite, qui a refusé l'octroi de visas aux musulmans congolais pour le pèlerinage à La Mecque en juillet 2019, sont allés à l'encontre des recommandations faites au titre du Règlement sanitaire international (RSI (2005)), qui déconseille pour l'heure de telles initiatives. Enfin, l'incidence hebdomadaire des cas est moindre, donnant à voir une épidémie relativement « sous contrôle » plutôt que larvée. Le déclin de l'assistance internationale n'est pas que financier, il est également matériel et humain,

---

[176] OMS, *Revised national plan for the response to the Ebola virus disease epidemic in North-Kivu and Ituri provinces. Democratic Republic of Congo,* 18 octobre 2018, p. 21.

[177] OMS, *Plan national de riposte à l'épidémie de la maladie à virus Ebola dans les provinces du Nord-Kivu et de l'Ituri. République Démocratique du Congo. Février-Juillet 2019*, 13 février 2019, p. 34.

[178] OMS, *Strategic response plan for the Ebola virus disease epidemic in North-Kivu and Ituri provinces. Democratic Republic of Congo. july-december 2019*, 2019, p. 44.

[179] Base de données de l'OMS, *Ebola response funding*, [consulté le 18/12/2019], disponible sur : https://www.who.int/emergencies/diseases/ebola/drc-2019/funding

[180] *Ibidem.*

et les publications comme les déclarations de l'OMS au sujet de l'épidémie sont émaillées de mises en garde contre l'inévitable ralentissement des activités sur le terrain, auxquelles sont joints des appels à la générosité des donateurs. En l'absence d'un calendrier des contributions, nous n'avons pas été en mesure de déterminer si la déclaration d'urgence de santé publique de portée internationale (USPPI) a eu un quelconque effet en termes d'afflux de financements extérieurs.

Cette déclaration intervient le 17 juillet 2019, soit près d'un an après le début de l'épidémie et quelques jours après la découverte d'un foyer épidémique dans la ville de Goma, chef-lieu de la province du Nord-Kivu, qui compte quelque deux millions d'habitants[181]. Le Comité d'urgence du RSI (2005) fait part de ses vives préoccupations quant à la dynamique de progression de l'épidémie et constate, que « malgré les précédentes recommandations appelant à une augmentation des ressources, la communauté mondiale n'a pas contribué à la riposte à la flambée par une aide technique et des ressources humaines ou financières durables et appropriées[182] ». Les modalités de la réponse contre l'épidémie ne sont pas remises en cause par le Comité d'urgence qui déclare se « félicite[r] de la riposte

---

[181] En l'absence de recensement officiel récent, l'estimation retenue est celle de la Banque mondiale, [consulté le 18/12/2019], disponible sur : https://donnees.banquemondiale.org/indicator/SP.POP.TOTL?locations=CD

[182] OMS, *Déclaration sur la réunion du Comité d'urgence du Règlement sanitaire international (RSI) concernant la maladie à virus Ebola en République démocratique du Congo du 17 juillet 2019*, Genève, Communiqué de presse, 17 juillet 2019, [consulté le 18/12/2019], disponible sur : https://www.who.int/fr/news-room/detail/17-07-2019-statement-on-the-meeting-of-the-international-health-regulations-(2005)-emergency-committee-for-ebola-virusdisease-in-the-democratic-republic-of-the-congo-on-17-july-2019

jusqu'à présent » et invite à « poursuivre », « continuer » ou encore « renforcer » les activités en cours. En revanche, plusieurs facteurs compromettant les efforts entrepris sont mentionnés : « des pratiques de lutte contre l'infection et de prévention médiocres dans de nombreux établissements de santé ; un environnement politique complexe ; une défiance persistante de la communauté ; et l'instabilité constante de la situation en matière de sécurité ». Pour le Comité d'urgence, l'insécurité constitue le principal sujet de préoccupation, en particulier suite au meurtre récent de deux agents de santé communautaire.

L'instabilité de la situation sécuritaire dans la région constitue en effet un sérieux obstacle au déploiement de la réponse. Les exactions de groupes armés entraînent des suspensions et des délais récurrents dans les opérations, et rendent inaccessibles certaines zones, augmentant ainsi la probabilité de nouvelles chaînes de transmission, mais également le risque d'une extension géographique de l'épidémie en raison des mouvements de populations que ces violences engendrent. Le Conseil de sécurité des Nations unies réagit promptement, puisque moins de trois mois après le début de l'épidémie, il adopte à l'unanimité la résolution 2439 (2018), par laquelle il reconnaît la menace que représente le virus Ebola dans un tel contexte humanitaire et sécuritaire, et dans laquelle il appelle les parties aux conflits armés à mettre fin aux hostilités. Cette intervention a été sollicitée par l'OMS, qui s'en remet à l'influence exercée par le Conseil de sécurité pour garantir un accès complet et sans entrave aux zones touchées. Concomitamment, des membres de la Police MONUSCO ainsi que des Casques bleus sont déployés pour assurer un appui logistique et la sécurisation de la zone. Cette sécurisation repose sur la collaboration entre les forces de la MONUSCO, la Police nationale congolaise (PNC), l'Agence nationale de renseignement (ANR) et les Forces armées de la RDC (FARDC). Un programme intensif de patrouilles est mis en œuvre afin de dissuader les actes hostiles émanant des groupes armés, auquel s'ajoutent la protection des CT et CTE, ainsi que celle des intervenants de l'aide lors de leurs déplacements et sur leur lieu de résidence. Les incidents de sécurité autour des opérations restent cependant nombreux. Sur les onze derniers mois, 300 attaques ont été documentées par le gouvernement de la RDC[183]. Celles-ci ont pour cible les structures sanitaires dédiées à Ebola, les équipes d'inhumation et de surveillance, les ambulances, ou encore le domicile de professionnels de santé. Elles seraient responsables à ce jour, de 6 décès et de 70 blessés[184], essentiellement parmi le personnel de santé et les patients qu'il prenait en charge. Ces attaques sont principalement revendiquées par les Forces démocratiques alliées (ADF)[185] et des milices Maï-Maï, mais sont également le fait de personnes issues de la société civile [186].

Un tel contexte légitime la militarisation de la réponse opposée à Ebola. Ce faisant, on assiste à une superposition des processus de sécurisation. En effet, nombre de mesures sanitaires prises pour enrayer l'épidémie sont de nature coercitive. L'isolement des cas suspects, le confinement des

---

[183] ONU, *RDC : l'ONU condamne l'assassinat d'un animateur radio impliqué dans la lutte contre Ebola*, Communiqué de presse, 4 novembre 2019, [consulté le 18/12/2019], disponible sur : https://news.un.org/fr/story/2019/11/1055321

[184] ONU, *RDC : l'ONU condamne l'assassinat d'un animateur radio impliqué dans la lutte contre Ebola, Op. cit.*

[185] Les Forces démocratiques alliées (ADF) sont un groupe armé islamiste radical d'origine ougandaise, implanté dans l'est de la RDC depuis 2014.

[186] BOURREAU Marie, *RDC : « Le dialogue avec les groupes armés est la clé de la riposte à Ebola »*, Le Monde Afrique, 4 décembre 2019.

cas avérés, la surveillance à grande échelle qui s'apparente à un contrôle des populations, ou l'interdiction des rites funéraires traditionnels, constituent autant d'injonctions biosécuritaires dont la mise en œuvre et le respect par les populations locales, sont présentés comme étant la condition *sine qua non* de la réussite. Toutes entraves faites à ces mesures ou leur évitement représentent une menace, celle de voir les efforts fournis anéantis et l'épidémie progresser, justifiant ainsi le recours à la force « légitime » de l'État et de la MONUSCO. La sécurité des intervenants en provenance de l'étranger est également une préoccupation centrale, et c'est sous l'égide d'une collaboration entre forces armées et acteurs de l'aide que sont menées les opérations.

Outre la sécurisation de la région, les forces armées sont supposées imposer une certaine rigueur dans la gestion des signalements de cas ou de décès suspects, et permettre le bon déroulement des procédures opérationnelles standardisées. Leur contribution vise à faire respecter les mesures d'isolement, d'inhumation sans risque et de surveillance sanitaire, comme la prise de température notamment aux Points d'entrée (PoE). Les forces armées gèrent en outre les postes de contrôle de ces PoE, qui au-delà de la détection des cas suspects, ont pour mission de réglementer l'ampleur des déplacements des populations. Cet agencement tend inexorablement à brouiller les frontières entre soins et sécurité, entre coercition et négociation. Si l'étiologie et les modes de transmission du virus Ebola imposent de faire preuve de vigilance et d'établir une certaine forme de ségrégation entre malades et bien-portants, l'imposition de nombreuses mesures sécuritaires érigent des barrières qui alimentent le ressentiment des populations locales vis-à-vis des acteurs de l'aide. Par ailleurs, le recours aux forces armées nationales (FARDC) n'est pas sans risque. Impliquées dans de graves abus de pouvoir pour le contrôle des ressources minières de la région, les FARDC font l'objet d'un discrédit profond et d'une méfiance teintée de crainte au sein de la population, situation renforcée par la condamnation de plusieurs de ses membres pour crime contre l'humanité. Soulignons que les forces armées de la MONUSCO sont elles aussi confrontées à une perte de confiance depuis la condamnation pour viol en 2014 de plusieurs de ses soldats. S'agissant des FARDC, en tant que prolongement armé du pouvoir de l'État, elles courent également le risque d'être assimilées aux griefs et complots politiques dont le pouvoir central est entaché. Revenant sur le recours problématique aux FARDC, le journal *Le Monde* rapportait en juillet 2019 les propos tenus par David Gressly, coordinateur des Nations unies pour la réponse d'urgence à Ebola : « On va se séparer de ces escortes qui renforcent l'idée que la riposte vient de l'État. Il nous faut garantir une meilleure sécurité pour tous, et non pas seulement pour les victimes d'Ebola[187] ». Aussi, dans un contexte où s'accumulent sur plusieurs décennies des violences structurelles et physiques, où les revendications sociales ont été ignorées par les régimes successifs, la simple menace du recours à la force peut affecter les interactions entre les équipes chargées de lutter contre Ebola et les communautés touchées par l'épidémie.

Bien que la RDC ait été plusieurs fois confrontée à ce virus, récurrence qui lui confère nécessairement une certaine expérience, les approches officielles pour endiguer l'épidémie actuelle émanent principalement de l'Occident, et peuvent être perçues comme des mesures visant à préserver la santé de personnes privilégiées demeurant à

---

[187] TILOUINE Joan, *En RDC, la difficile riposte contre le virus Ebola*, Le Monde, 3 juillet 2019.

l'étranger. De surcroît, la promesse technique et scientifique de maîtriser l'épidémie peinant à se réaliser, l'accent est mis sur des mesures sanitaires coercitives qui peuvent être vécues par les populations concernées, comme une atteinte à leur autonomie et à leur humanité. Mais la menace que représente l'épidémie pour la sécurité sanitaire mondiale, au vu du risque de propagation internationale, justifie l'imposition de mesures biosécuritaires, en même temps qu'elle conduit à une remise en cause des capacités de l'État congolais à assumer la riposte. À la lumière des propos de David Gressly, cette remise en cause semble se paroxyser en une « défiance » des acteurs de l'aide vis-à-vis de l'État. Cette notion de « défiance[188] », introduite par Jean-François Carémel et al. dans le cadre de l'épidémie en Afrique de l'Ouest, se laisse facilement percevoir dans les deux corpus étudiés pour cet ouvrage[189]. En objectivant les défaillances du système de santé national, et en considérant comme problématiques des conduites telles que les mouvements de population, les pratiques traditionnelles d'inhumation ou les habitudes de vie (consommation de viande de brousse, lavage des mains, *etc.*), les acteurs internationaux mettent l'accent pour Jean-François Carémel et al. sur une « faillite[190] » de l'État. Celui-ci ne

---

[188] CARÉMEL Jean-François, LANDRY B. FAYE Sylvain, OUEDRAOGO Ramatou, *La réponse « humanitaire » à l'épidémie d'Ebola en Guinée : entre routines et exceptions,* dans : HOFMAN Michel, SOKHIENG Au, *La politique de la peur. Médecins sans frontières et l'épidémie d'Ebola*, Saint-Jans-Molenbeek, Renaissance du livre, 2017, pp. 107-109.

[189] Comme mentionné en introduction, les deux corpus consultés couvrent la période du 1er août 2018 au 31 décembre 2019 et correspondent aux 74 bulletins épidémiologiques hebdomadaires de l'OMS relatifs à l'épidémie en RDC d'une part, et aux 63 articles du journal *Le Monde* portant sur ce sujet d'autre part.

[190] CARÉMEL Jean-François, LANDRY B. FAYE Sylvain, OUEDRAOGO Ramatou, *La réponse « humanitaire » à l'épidémie d'Ebola en Guinée : entre routines et exceptions, Op. cit.*

serait pas en mesure de réguler les déplacements de sa population, ni de garantir le fonctionnement de son système de santé, ni de faire évoluer les pratiques coutumières ou routinières pour les rendre conformes aux standards d'hygiène internationaux. Ces carences légitiment la mise sous tutelle de l'État et le renforcement du régime d'aide dont il bénéficie, sans que ne soit jamais mentionnée la part de responsabilité des politiques internationales dans les fragilités incriminées, de même que les conséquences délétères d'une dépendance accrue à ce régime d'aide.

Il convient toutefois de nuancer ces propos en interrogeant le concept de « faillite » de l'État. La trajectoire étatique congolaise converge indubitablement vers la construction et la formation d'un État faible, au sens où il s'éloigne du modèle wébérien de l'État moderne. On ne peut en effet conclure au développement en RDC d'une domination étatique de type légal-rationnel. Si pour Béatrice Hibou le processus de désinstitutionalisation à l'œuvre dans les États africains et l'érosion de leur capacité régulatrice sont indéniables, on aurait néanmoins tort de conclure à une « faillite » de l'État ou à son retrait. Figure emblématique d'un courant théorique sur le « redéploiement de l'État », courant qui s'affirme notamment dans des contributions de la revue *Politique africaine*, la politiste met en garde contre toute approche normative, qui consisterait à voir dans les modifications des modes d'intervention des États, les preuves de leur déliquescence, singulièrement en ce qui a trait au phénomène de privatisation et son corollaire, le morcellement des lieux d'exercice du pouvoir.

Il est nécessaire pour Béatrice Hibou de dissocier la souveraineté, entendue comme la « capacité à maîtriser une autorité régulatrice », qui s'érode, du pouvoir étatique qui lui « demeure et ne cesse de se redéployer[191] ». Ce redéploiement prend la forme d'une gouvernementalité indirecte de plus en plus privée, dont la rationalité est propre à chaque pays en fonction de sa trajectoire historique. Dans le cas de la RDC, les pratiques de gouvernement particulièrement mis en avant dans la littérature — telles que l'arbitraire, le clientélisme, la corruption, les activités de chevauchement, ou encore les luttes de factions et la cooptation des élites — participent d'une privatisation informelle de l'État. Elles se déploient dans le maillage des réseaux d'un « État-rhizome[192] », dont il serait illusoire de vouloir discerner ce qui relève de la sphère publique et ce qui relève de la sphère privée. Ce flou institutionnel est également entretenu par un pluralisme normatif qui brouille les frontières entre licite et illicite, voire entre légal et illégal. En résulte une configuration du champ politique et étatique éminemment instable, qui tend à asseoir la négociation comme mode privilégié des relations de pouvoir, se substituant ainsi de plus en plus à l'arbitraire. Pour Béatrice Hibou, cette instabilité permet donc de « créer et maintenir les conditions d'un exercice du pouvoir[193] », au travers d'une négociation permanente et d'un recours intempestif à l'arbitraire, lesquels assurent un contrôle politique et économique certes indirect et discontinu, mais bien réel.

Pierre Englebert corrobore la thèse défendue par Béatrice Hibou tout en lui apportant un éclairage complémentaire et spécifique à la RDC. L'instabilité du

[191] HIBOU Béatrice, *La privatisation des États,* Paris, Éditions Karthala, Collection « Recherches internationales », 1999, 400 p. 38.
[192] Concept énoncée par Jean-François Bayart pour dépeindre le maillage des sociétés africaines au sein desquelles l'État, gangréné par les relations interpersonnelles et communautaires, ne dispose plus d'autonomie réelle par rapport à la classe dominante.
[193] HIBOU Béatrice, *La privatisation des États, Op. cit.* p. 29.

système politique et institutionnel congolais, crée un environnement de forte incertitude au sein duquel, les négociations ont pour principal objectif de définir « les termes de l'inclusion et de la participation de chacun dans le système, comme si le contrat social congolais ne parvenait jamais à se conclure, mais restait l'objet de tractations sans fins[194] ». Cette démarche de réduction de l'incertitude par l'inclusion témoigne pour le politiste, de l'absence de réelles opportunités sociales et économiques en dehors du cadre de l'État, qui ne peut par conséquent être considéré comme « failli ». Par ailleurs, pour Pierre Englebert, les acteurs non étatiques tels que la population civile, les ONG, l'Église, et les groupes armés, qui s'emploient dans bien des cas à pallier les défaillances étatiques, assurent par là même une « reproduction sociale de l'État ».

La capacité de résilience de l'État congolais peut également être lue comme sa faculté à s'adapter aux contraintes extérieures, et à instrumentaliser les rapports de dépendance qu'il entretient avec ses partenaires étrangers, en vue d'en capter les ressources politiques et économiques d'une part, et d'échapper à leur emprise institutionnelle et normative d'autre part. L'écart qui sépare la gouvernance formelle, interface privilégiée des bailleurs internationaux, de la gouvernance réelle, telle qu'elle s'exerce effectivement au sein des institutions, confère aux acteurs étatiques une marge de manœuvre appréciable, en vue de contourner les tentatives extérieures de réformes ou de se réapproprier, non sans distorsion, les projets de développement. Ce défaut d'appréciation des bailleurs

---

[194] ENGLEBERT Pierre, TULL Denis « Contestation, négociation et résistance : L'État congolais au quotidien », pp. 5-22, dans : ENGLEBERT Pierre, TULL Denis (dir), *République démocratique du Congo. Terrains disputés, Politique africaine*, n° 129, 2013, p. 7.

internationaux ne saurait expliquer à lui seul l'effectivité toute relative des programmes et réformes, qui doit également être rapprochée des stratégies opportunistes et prédatrices liées à l'incertitude d'une position ou à la vision court-termiste de ceux luttant pour leur survie.

Cette digression sur le concept de « faillite » de l'État nous apparaissait intéressante car, si la rigidité de la réponse de la coopération sanitaire internationale, et son approche avant tout technique et scientifique, transparaissent dans les rapports institutionnels rendus publics ou dans la presse, il est néanmoins difficile de se représenter « l'emboîtement » de cette réponse dans le contexte particulier de la RDC. Aussi, avons-nous souhaité continuer à esquisser ici l'environnement institutionnel, politique et social, dans lequel l'action volontariste menée par la coopération sanitaire internationale se déploie.

Cet environnement est également marqué par une même logique de défiance des populations locales vis-à-vis de l'État, qui s'exprime au travers des réactions populaires, mais qui répond toutefois à des mécanismes fort différents. Elle s'inscrit dans une longue histoire nationale empreinte d'autoritarisme et de violence, et qui trouve son prolongement dans la tentative de Joseph Kabila de se maintenir au pouvoir. Après des reports successifs, les élections présidentielles se tiennent finalement le 30 décembre 2018. Au motif de la persistance de l'épidémie, le scrutin est néanmoins annulé quatre jours avant sa tenue par la Commission électorale nationale indépendante, dans les municipalités de Beni et de Butembo, deux villes importantes du Nord-Kivu acquises à l'opposition comme l'ensemble de la région. Cette politisation d'Ebola va entraîner une recrudescence des attaques dirigées contre les centres de traitement, et vient nourrir le profond ressentiment à l'égard du régime.

Dans le même temps, en sollicitant les fonctions régaliennes de l'État, les acteurs de l'aide contribuent à les légitimer, et ce faisant, accentuent la politisation d'Ebola. Si nous ne sommes pas parvenue à mettre en évidence les modalités des partenariats entre forces gouvernementales et acteurs de l'aide, notamment l'existence d'éventuelles contributions financières, nous pouvons néanmoins émettre l'hypothèse que de tels partenariats, tendent à réaffirmer le pouvoir régalien de l'État, perçu comme violent et intrusif par ses gouvernés.

Notons également que les moyens de l'aide internationale mobilisés dans le cadre de la réponse opposée à Ebola, pour permettre le fonctionnement de l'ensemble des dispositifs qui la matérialisent et la rendent visible, tranchent considérablement avec ceux disponibles pour le fonctionnement du système de santé avant l'épidémie. Ainsi, le terme « Ebola business » est employé par les populations locales et dans les médias, pour désigner la captation de la rente que constitue l'aide internationale, par un ensemble d'acteurs tant étatiques qu'étrangers. Une fonction redistributrice est cependant prévue dans le cadre de la gestion de cette rente, notamment au travers de la gratuité des soins pour les patients atteints ou supposés atteints de la MVE, ou encore au travers des offres de formation ou primes versées aux personnels de santé locaux et aux relais communautaires. Néanmoins, cette fonction redistributrice n'est pas perçue comme équitable aux yeux de tous. Des voix s'élèvent pour dénoncer un système qui privilégie les élus locaux plutôt que les structures communautaires et la société civile, l'élite politique plutôt que les chefferies coutumières. Ce sentiment d'inégalité est également renforcé par les signes extérieurs de richesse des acteurs internationaux (véhicules tout terrain, lieux de résidence, train de vie, *etc.*). Ensuite, le grand décalage entre les moyens engagés dans la réponse, qui font l'objet de reportages à la télévision ou à la radio, et le bilan mitigé des moyens effectivement mis en œuvre sur le terrain, est également source d'incompréhension. Plus prosaïquement enfin, le montant des sommes injectées rapporté au nombre de cas avéré d'Ebola, peut poser question au sein d'une population dont les priorités en santé diffèrent de celle de l'occident. Pour conclure, nous pouvons formuler l'hypothèse que cette asymétrie à différents niveaux dans l'allocation et la redistribution de l'aide, alimente de la défiance et contribue pour partie, à expliquer les réactions populaires d'évitement ou d'hostilité contre les mesures de prévention et de prise en charge.

Regroupées sous le vocable de « résistances communautaires », ces réactions dont les Nations unies et les médias occidentaux se font largement l'écho, sont le principal argument avancé dans la grande majorité des bulletins épidémiologiques hebdomadaires de l'OMS, pour justifier la progression de l'épidémie. Dans le même temps, l'organisation revendique l'autocritique réalisée suite à l'épidémie d'Ebola en Afrique de l'Ouest, dont la gestion avait souffert de la non-inclusion des populations touchées dans les dispositifs de la réponse. Ainsi, un programme de « renforcement de la communication et de la mobilisation sociale » a été mis en place dès le début de l'épidémie en RDC. Ce programme comporte des campagnes de communication sur les risques, le déploiement d'équipes pour l'engagement des communautés, et le recours à des intervenants spécialisés en anthropologie. Malgré ces initiatives, les phénomènes de « résistances communautaires » en RDC apparaissent toujours aussi prégnants. Soulignons néanmoins, que la mise en œuvre d'un tel programme, si elle suggère qu'une analyse et une prise en compte des dynamiques locales de gestion des maladies ont été réalisées, l'organisation de la réponse semble quant à elle indiquer, que ces dynamiques locales ont été remplacées par celles standardisées des intervenants extérieurs. Les stratégies locales apparaissent reléguées au second plan, voire envisagées comme des freins au déploiement de l'aide, tandis que les acteurs traditionnels locaux semblent incarner une fonction supplétive au sein du dispositif. Cette remise en cause des « capabilités » locales au nom de la protection du plus grand nombre et d'une supériorité technique et scientifique de l'aide extérieure, tend à déposséder le pays de la lutte contre l'épidémie qui sévit sur son sol, non sans faire l'économie de toute notion d'ingérence comme susceptible obstacle à la compliance des populations locales.

CONCLUSION

Les enjeux soulevés par l'épidémie d'Ebola en vue de préserver la sécurité sanitaire internationale, nous apparaissent à la fois multiples et intriqués. Nombreux, notre choix s'est porté sur les enjeux proprement techniques et médicaux, et leurs ascendants politiques, économiques et sociaux. En effet, il s'agissait d'analyser l'étiologie des fragilités du contexte dans lequel progresse l'épidémie, qui compliquent indubitablement les efforts d'endiguement fournis. Bien que pour l'heure son évolution soit stabilisée, les risques d'expansion ultérieure ou de nouvelle épidémie ne peuvent être écartés.

Indissociable des caractéristiques structurelles et conjoncturelles du terrain sur lequel elle évolue, l'épidémie actuelle impose une réponse humanitaire autant qu'elle appelle à une réflexion approfondie sur les mécanismes de la coopération sanitaire internationale. Réduite dans le cas présent, à la simple expression du Règlement sanitaire international (RSI) (2005) sur la base duquel l'urgence de santé publique de portée internationale a été déclarée, cette coopération a su indéniablement faire preuve de réactivité, mais semble avoir évacué toute approche anamnestique, en répondant à un problème isolé de ses causes profondes. Si remédier aux phénomènes de fond favorisant la progression de l'épidémie suppose des actions au long cours, peu compatibles avec la temporalité de celle-ci, l'éviction de ces dits problèmes dans les rapports ou discours officiels jusqu'à ce jour, laisse présager qu'il en soit ainsi au moment de tirer les enseignements de l'épidémie. Dans quelle mesure seront pris en compte les facteurs exogènes d'accroissement du risque épidémique tels que l'insécurité ou les « résistances communautaires », ainsi nommées pour justifier l'impossibilité de mettre fin à l'épidémie ? Quelles résolutions politiques seront adoptées pour relever un système de santé éprouvé par l'épidémie actuelle, et le rendre suffisamment résilient pour faire face à la prochaine ? Plus globalement, quelles initiatives ressortiront de cette épreuve, visant à pondérer des conditions sanitaires, sociales, et économiques délétères, résultant pour partie de l'inefficience ou de l'impact néfaste des politiques internationales interventionnistes, en matière de santé publique, d'économie et de diplomatie ?

Le lyrisme de ces questions trouve sa justification dans la sévérité d'une situation, qui, certainement amenée à se reproduire, devrait de nouveau compter sur une communauté internationale dont l'attention s'amenuise à mesure que la « menace » Ebola paraît plus lointaine. La « politique de la menace » constitue ici une des limites du processus de sécurisation autour d'Ebola. Par ailleurs, en invoquant une réponse technique et scientifique à caractère urgentiste, elle oriente l'agenda mondial de la santé vers la gestion de crise, au détriment de l'adoption de mesures préventives et de politiques durables centrées sur les déterminants sociaux et économiques d'Ebola. Par effet de vase communiquant, la sécurisation des questions de santé contribue dans le même temps, à les représenter dans l'imaginaire collectif comme des menaces qui portent en elles le risque d'hécatombes humaines, justifiant ainsi le recours à l'exceptionnalité, au renforcement des mesures sécuritaires, voire au choix de la voie militaire. Le déploiement de forces armées, les mesures sanitaires coercitives, ou l'interdiction des rites funéraires traditionnels, découlent de la sécurisation à l'œuvre autour d'Ebola, autant qu'ils renforcent la nature sécuritaire de la réponse qui lui est opposée. La conviction que le respect des procédures d'isolement et de délivrance des vaccins et traitements expérimentaux représente la seule issue possible, légitime leur prescription injonctive, donnant à voir une réponse dont la rigidité tend à évacuer toute solution alternative. S'il ne s'agit pas ici de remettre en cause l'efficacité de ces outils issus de la recherche biomédicale, force est de constater que leur imposition se heurte aux réticences des populations locales, la surenchère sécuritaire ne parvenant pas à compenser les retards accumulés ni en matière de préparation d'un pays à un événement épidémiologique tel qu'Ebola, ni en matière de recherche de solutions thérapeutiques et prophylactiques.

BIBLIOGRAPHIE

AGUIRRE UNCETA Rafael, *République démocratique du Congo : revenus miniers et dépenses publiques pour le développement*, Mondes en développement, vol. 189, n° 1, 2020, pp. 55-80.

AHUKA-MUNDEKE Steve, et al., *Outbreak of Ebola virus disease in the Democratic Republic of the Congo, April-May, 2018 : an epidemiological study*, The Lancet, vol. 392, juin 2018, pp. 213-221.

ALCANDRE Jean-Jacques, *La Conférence de Berlin 15 novembre 1884 — 26 février 1885*, Allemagne d'aujourd'hui, n° 127, 2016, pp. 90-97.

ASSEMBLÉE GÉNÉRALE DES NATIONS UNIES, *Déclaration d'engagement sur le VIH/sida, session extraordinaire de l'Assemblée générale des Nations unies sur le VIH/sida*, Résolution A/RES/S-26/2, 27 juin 2001, 52 p., [consulté le 19/11/2019], disponible sur : https://www.unaids.org/sites/default/files/sub_landing/files/aidsdeclaration_fr.pdf

ASSOCIATED PRESS, *UN : We botched response to the Ebola outbreak*, 17 octobre 2014, [consulté le 06/12/2019], disponible sur : https://www.dailymail.co.uk/wires/ap/article-2797269/UN-We-botched-response-Ebola-outbreak.html

ATUN Rifat A., et al., *Quand les programmes verticaux (indépendants) ont-ils une place dans les systèmes de santé ?*, Publication du Bureau régional de l'OMS pour l'Europe et l'Observatoire européen des systèmes et des politiques de santé, 2008, 35 p., [consulté le 17/11/2019], disponible sur : http://www.euro.who.int/__data/assets/pdf_file/0008/79217/E93678.pdf

AUDIBERT Martine, et al., *Le développement sanitaire en Afrique francophone*, Diploweb.com : La revue géopolitique, septembre 2015, [consulté le 17/11/2019], disponible sur : https://www.diploweb.com/Le-developpement-sanitaire-en.html#nb8

BACH Daniel C, *Régimes politiques, pratiques systémiques et dynamiques de l'émergence dans les États africains et post-soviétiques,* Revue internationale de politique comparée, vol. 20, 2013, pp. 153-169.

BALMOND Louis, *Sécurité sanitaire et sécurité collective,* Paix et sécurité européenne et internationale, n° 3, avril 2016, 22 p.

BANÉGAS Richard (dir), *L'État en voie de privatisation,* Politique africaine, n° 73, 1999, 220 p.

BANQUE MONDIALE, *High-Performance health financing Universal Health Coverage, International Bank for Reconstruction and Development*, Washington, 2019, 82 p., [consulté le 18/11/2019], disponible sur : http://documents.worldbank.org/curated/en/641451561043585615/pdf/Driving-Sustainable-Inclusive-Growth-in-the-21st-Century.pdf

BANQUE MONDIALE, *Vers une stratégie de développement intégrée*, Département de l'évaluation, Précis n° 197, 1999, 6 p., [consulté le 30/11/2019], disponible sur : http://documents.worldbank.org/curated/en/458381468780308612/pdf/230010Precis1971French0ver.pdf

BARANYANKA Philibert, *La problématique des brevets et de l'accès aux médicaments dans les pays en développement par l'approche des biens publics mondiaux*, Thèse de doctorat en études internationales, sous la direction de Georges Azzaria et d'Erick Duchesne, Laval, Département de science politique, Université de Laval, 2015, 304 p.

BARRY Mamadou, *Les partenariats public-privé pour l'aide à la santé : quelles conditions d'efficacité prendre en compte ?*, Mondes en développement, vol. 170, n° 2, 2015, pp. 75-90.

BAYART Jean-François, *Hégémonie et coercition en Afrique subsaharienne. La « politique de la chicotte »*, Politique africaine, n° 110, 2008, pp. 123-152.

BAYART Jean-François, *L'énonciation du politique*, Revue française de science politique, n° 3, 1985. pp. 343-373.

BAYART Jean-François, *L'État en Afrique. La politique du ventre*, Paris, Fayard, 2006 (1989), 426 p.

BAYART Jean-François, « Les chemins de traverse de l'hégémonie coloniale en Afrique de l'Ouest francophone. Anciens esclaves, anciens combattants, nouveaux musulmans », pp. 201-240, dans : BANÉGAS Richard (dir), *France-Afrique. Sortir du Pacte colonial*, Politique africaine, Paris, Édition Karthala, 2007, n° 105, 265 p.

BAYART Jean-François, HIBOU Béatrice, SAMUEL Boris, *L'Afrique « cent ans après les indépendances » : vers quel gouvernement politique ?*, Politique africaine, 2010, n° 119, pp. 129-157.

BECK J. Edward, et al., *Does the political will exist to bring quality assured and affordable drugs to low and middle income countries ?*, Global Health Action, vol. 12, Taylor & Francis and Umea University, 2019, 13 p.

BEIGBEDER Yves, *Les partenariats de l'Organisation mondiale de la santé*, Études internationales, vol. 41, n° 2, 2010, pp. 233-251.

BEIGBEDER Yves, *L'Organisation mondiale de la santé*, Genève, Graduate Institute Publications, 2015, 206 p.

BELAID Mehdi, *Les mobilisations armées à l'est de la République démocratique du Congo : dynamiques sociales d'une pratique ordinaire*, Critique internationale, vol. 82, n° 1, 2019, pp. 31-49.

BELLEFLAMME Paul, VAN YPERSELE Tanguy, *Comment favoriser l'innovation dans le secteur pharmaceutique : brevets et/ou récompenses ?*, Reflets et perspectives de la vie économique, tome XLV, n° 4, 2006, pp. 23-35.

BENKIMOUN Paul, *Riposte aux épidémies : l'urgence d'une réforme de l'OMS*, Les Tribunes de la santé, vol. 51, n° 2, 2016, pp. 73-79.

BLUNDO Giorgio, OLIVIER DE SARDAN Jean-Pierre, *État et corruption en Afrique. Une anthropologie comparative des relations entre fonctionnaires et usagers (Bénin, Niger, Sénégal),* Paris, Éditions Karthala, Collection « Hommes et sociétés », 2007, 376 p.

BOURREAU Marie, *RDC : « Le dialogue avec les groupes armés est la clé de la riposte à Ebola »*, Le Monde Afrique, 4 décembre 2019, [consulté le 20/12/2019], disponible sur : https://www.lemonde.fr/afrique/article/2019/12/04/rdc-le-dialogue-avec-les-groupes-armes-est-la-cle-de-la-riposte-a-ebola_6021636_3212.html

BROUX Pierre-Olivier, PIRET Bérengère, *« Le Congo était fondé dans l'intérêt de la civilisation et de la Belgique ». La notion de civilisation dans la Charte coloniale*, Revue interdisciplinaire d'études juridiques, vol. 83, 2019, pp. 51-80

BRUDON Pascale, *Médicaments essentiels : le mythe de Sisyphe*, La santé au risque du marché : Incertitudes à l'aube du XXIe siècle, Cahiers de l'IUED n° 11, Genève, Graduate Institute Publications, 2001, pp. 37-52.

BUELENS Frans, « Le tournant de 1908 : de l'État indépendant du Congo au Congo belge », pp. 197-209, dans : *Cent ans d'histoire des outre-mers*, Outre-mers, tome 99, n° 376-377, 2012, 659 p.

CARBONNIER Gilles, *La malédiction des ressources naturelles et ses antidotes*, Revue internationale et stratégique, n° 91, 2013, pp. 38-48.

CASTILLO Monique, GARAPON Antoine, GROS Frédéric, *De la sécurité nationale à la sécurité humaine*, Raisons politiques, vol. 32, n° 4, 2008, pp. 5-7.

CHABROL Fanny, *Le sida en Afrique subsaharienne : perceptions d'un enjeu de sécurité internationale*, Revue internationale et stratégique, vol. 46, n° 2, 2002, pp. 129-136.

CONSEIL DE SÉCURITÉ ONU, *Resolution 2177 (2014) Adopted by the Security Council at its 7268 th meeting*, 18 septembre 2014, 5 p., [consulté le 07/12/2019], disponible sur : http://unscr.com/en/resolutions/doc/2177

CONSEIL DE SÉCURITÉ ONU, *Resolution 2439 (2018) Adopted by the Security Council at its 8385 th meeting*, 30 octobre 2018, 7 p., [consulté le 07/12/2019], disponible sur : https://www.un.org/press/en/2018/sc13559.doc.htm

CORIAT Benjamin, ORSI Fabienne, *Brevets pharmaceutiques, génériques et santé publique. Le cas de l'accès aux traitements antirétroviraux*, Bruxelle, Revue de l'Institut d'économie publique, n° 12, 2004, pp. 153-177.

CRISMER André, et al., *Les soins de santé primaires, plus que des soins de première ligne*, Santé Publique, vol. 28, n° 3, 2016, pp. 375-379.

DESCHAMPS Jean-Pierre, *Les enjeux de santé publique dans les pays en voie de développement*, Médecine/sciences 2000, vol. 16, n° 11, novembre 2000, pp. 1211-1217.

DE VILLERS Gauthier, *Domination et techniques de la domination : transferts de technologie et développement*, Politique africaine, n° 18, juin 1985, pp. 5-15.

DE VILLERS Gauthier, *Identifications et mobilisations politiques au Congo-Kinshasa (1998)*, Politique africaine, n° 72, décembre 1998, pp. 81-97.

DE VILLERS Gauthier, *Le Congo/Zaïre indépendant : Permanences et changements*, Outre-mers, tome 97, n° 368-369, 2010. pp. 177-193.

DE VILLERS Gauthier, *Histoire du politique au Congo-Kinshasa. Les concepts à l'épreuve*, Louvain-la-neuve, L'Harmattan, 2016, 350 p.

DIANZINGA Scholastique, *Santé et maladies en situation coloniale : l'exemple du Moyen-Congo (1908-1958)*, Brazzaville, Annales de l'Université Marien Ngouabi, 2009, pp. 92-107.

DIXNEUF Marc, *La santé, enjeu de la gouvernance mondiale ?*, Les Études du CERI, n° 99, décembre 2003, 36 p.

DUJARDIN Bruno, et al., *Ajustement structurel, ajustement culturel ?*, Santé Publique, vol. 15, n° 4, 2003, pp. 503-513.

ENGLEBERT Pierre, *Incertitude, autonomie et parasitisme : les entités territoriales décentralisées et l'État en République démocratique du Congo*, Politique africaine, n° 125, 2012, pp. 169-188.

ENGLEBERT Pierre, TULL Denis (dir), *République démocratique du Congo. Terrains disputés, Politique africaine*, n° 129, 2013, 204 p.

FAO, *L'irrigation en Afrique en chiffres,* Enquête AQUASTAT 2005, 652 p., [consulté le 11/12/2019], disponible sur : http://www.fao.org/3/a-a0232f.pdf

FISCHER Christiane, *Egalité et justice en santé publique ? ADPIC et autres dispositions réglementant les droits d'exploitation des brevets pharmaceutiques*, Berlin, Friedrich Ebert Stiftung, 2013, 12 p.

FISMAN David., et al, *The exacerbation of Ebola outbreaks by conflict in the Democratic Republic of the Congo*, Proceedings of the National Academy of Sciences, novembre 2019, pp. 24366-24372, [consulté le 20/12/2019], disponible sur : https://www.pnas.org/content/116/48/24366.full

FOIRRY Jean-Pierre, *L'Initiative de Bamako : quels bénéfices pour les populations africaines ?*, La santé au risque du marché : Incertitudes à l'aube du XXIe siècle, Cahiers de l'IUED, n° 11, Genève, Graduate Institute Publications, 2001, pp. 53-69.

FOURNIER Pierre, et al., « Réformes des systèmes de santé dans les pays en développement : l'irrésistible emprise des agences internationales et les dangers de la pensée unique », dans : *La santé au risque du marché : Incertitudes à l'aube du XXIe siècle*, Cahiers de l'IUED n° 11, Genève, Graduate Institute Publications, 2001, pp. 71-84.

FREUDENTHAL Emmanuel, *A short history of Ebola vaccine*, The New Humanitarian, juin 2019, [consulté le 01/12/2019], disponible sur : https://www.thenewhumanitarian.org/analysis/2019/06/04/short-history-ebola-vaccine

FROSINI Fabio, « De la mobilisation au contrôle : les formes de l'hégémonie dans les « Cahiers de prison » de Gramsci », *Mélanges de l'École française de Rome — Italie et Méditerranée modernes et contemporaines*, vol. 2 n° 128, 2016, [consulté le 21/12/2019], disponible sur : https://journals.openedition.org/mefrim/2918#quotation

GARRETT Laurie, *Ebola's Lessons. How the WHO Mishandled the Crisis*, Foreign Affairs, 18 août 2015, [consulté le 06/12/2019], disponible sur :
https://www.foreignaffairs.com/articles/west-africa/2015-08-18/ebolas-lessons

GASQUET-BLANCHARD Clélia, *Ebola, géographie d'un virus. Enjeux socio-spatiaux en Afrique Centrale. Perspectives pour l'Afrique de l'Ouest*, L'Espace Politique, n° 36, juillet 2015, [consulté le 06/11/2019], disponible sur :
https://journals.openedition.org/espacepolitique/3475

GAUDILLIERE Jean-Paul, *Un nouvel ordre sanitaire international ? Performance, néolibéralisme et outils du gouvernement médico-économique*, Écologie & politique, vol. 52, n° 1, 2016, pp. 107-124.

GAUTIER Lara, RIDDE Valery, *Les politiques visant la couverture sanitaire universelle et les perceptions de la qualité des soins de santé. Risquer la mort pour donner la vie. Politiques et programmes de santé maternelle et infantile en Afrique*, HAL archives-ouvertes.fr, 2017, pp. 75-93, [consulté le 18/11/2019], disponible sur :
https://hal.archives-ouvertes.fr/hal-01586496/document

GAVI, *Préparation contre le risque de nouvelles épidémies d'Ebola : la garantie d'achat de vaccin par Gavi*, Communiqué de presse, 20 janvier 2016, [consulté le 02/12/2019], disponible sur : https://www.gavi.org/fr/node/19166

GAVI, *Prévention protection prospérité. Plan d'investissement 2021-2025*, [consulté le 02/12/2019], disponible sur :
https://reliefweb.int/sites/reliefweb.int/files/resources/2021-2025%20Gavi%20Investment%20Opportunity_FR.pdf

GBD 2013 MORTALITY AND CAUSES OF DEATH COLLABORATORS, *Global, regional, and national age-sex specific all-cause and cause-specific mortality for 240 causes of death 1990–2013 : a systematic analysis for the Global Burden of Disease Study 2013*, The Lancet, vol. 385, n° 9963, décembre 2014, pp. 117-171.

GENÊT Jean-Philippe, *La genèse de l'État moderne*, Actes de la recherche en sciences sociales. vol. 118, juin 1997. pp. 3-18.

GÉRARD Fabre, *Épidémies et contagions. L'imaginaire du mal en Occident. Paris*, Presses Universitaires de France, Collection « Sociologie d'aujourd'hui », 1998, 248 p.

GÉRARD-LIBOIS Jules, et al., *République Démocratique du Congo*, Encyclopédie Universalis, [consulté le 11/12/2019], disponible sur :
https://www.universalis.fr/encyclopedie/republique-democratique-du-congo/

GOUVERNEMENT DU CANADA, *Feuille de renseignements sur VSV-EBOV, vaccin du Canada contre le virus Ebola*, Agence de la santé publique du Canada, 2018, [consulté le 02/12/2019], disponible sur :
https://www.canada.ca/fr/sante-publique/services/maladies-infectieuses/feuille-renseignements-ebov-vaccin-experimental-canada-contre-virus-ebola.html

GRANGE Maryline, *Ebola : le droit international au soutien de la lutte contre une épidémie transfrontière*, Annuaire français de droit international, vol. 60, Paris, CNRS Éditions, 2014, pp. 685-706.

GROS Frédéric, *Désastre humanitaire et sécurité humaine. Le troisième âge de la sécurité*, Esprit, vol. mars/avril, n° 3, 2008, pp. 51-66.

GUILBAUD Auriane, *Business partners. Firmes privées et gouvernance mondiale de la santé*, Paris, Presses de la fondation nationale de Sciences Politiques, 2015, 208 p.
HCSP, *Avis relatif aux mesures préventives par la vaccination contre le virus Ebola des personnes susceptibles d'être en contact avec des patients à risque de transmission*, Paris, Haut Conseil de la Santé Publique, 2018, 30 p.

HEINZ Feldmann, GEISBERT Thomas W., *Ebola haemorrhagic fever*, The Lancet, vol. 377, 2011, pp. 849-862.

HESSELBEIN Gabi, *Essor et déclin de l'État congolais. Un récit analytique de la construction de l'État*, Document de travail n° 21, Crisis states research, London, Destin LSE, 2007, 90 p.

HIBOU Béatrice, *La privatisation des États,* Paris, Éditions Karthala, Collection « Recherches internationales », 1999, 400 p.

HILLEMAND Bernard, SÉGAL Alain, *Les six Conférences sanitaires internationales de 1851 à 1885 prémices de l'organisation mondiale de la santé*, Paris, Histoire des sciences médicales, tome XLVII, n° 1, 2013, pp. 131-138.

HOARE George, SPERBER Nathan, *Introduction à Antonio Gramsci,* Paris, La Découverte, Collection « Repères », 2019, 128 p.

HOFMAN Michel, SOKHIENG Au, *La politique de la peur. Médecins sans frontières et l'épidémie d'Ebola*, Saint-Jans-Molenbeek, Renaissance du livre, 2017, 335 p.

HOUSSIN Didier, *La coopération sanitaire internationale abolie par Ebola ?*, Politique étrangère, vol. Hiver, n° 4, 2014, pp. 85-95

IDEFORCE, FCE-CFDT, *Analyse sectorielle pharmacie 2018*, s.l.n.d, 72 p., [consulté le 26/11/2019], disponible sur : http://www.fce.cfdt.fr/media/analyse-sectorielle-industrie-pharmaceutique

INSTITUTE OF MEDICINE, *America's Vital Interest in Global Health : Protecting our people, enhancing our economy, and advancing our international interest*, Board on International Health, Institute of Medicine, Washington D.C., 1997, 72 p., [consulté le 19/11/2019], disponible sur : https://www.nap.edu/read/5717/chapter/2

INSTITUT NATIONAL STATISTIQUE, *Annuaire statistique 2015*, Kinshasa, Ministère du Plan, mai 2017, 554 p., [consulté le 15/12/2019], disponible sur : https://ins-rdc.org/sites/default/files/Annuaire%20statistique%202015%20Web.pdf

IQVIA, *The Global Use of Medicine in 2019 and Outlook to 2023 Forecasts and Areas to Watch*, IQVIA Institute for Human Data Science, janvier 2019, [consulté le 26/11/2019], disponible sur : https://www.iqvia.com/-/media/iqvia/pdfs/institute-reports/the-global-use-of-medicine-in-2019-and-outlook-to-2023.pdf?_=1 574 758 201 365

JACQUEMOT Pierre, *La résistance à la « bonne gouvernance » dans un État africain. Réflexions autour du cas congolais (RDC)*, Revue Tiers Monde, n° 204, 2010, pp. 129-146.

JACQUEMOT Pierre, *L'économie politique des conflits en République démocratique du Congo*, Afrique contemporaine, n° 230, 2009, pp. 187-212.

JEWSIEWICKI Bogumil (dir), *RDC, la guerre vue d'en bas,* Politique africaine, n° 84, 2001, 202 p.

KABONGO KAPENDA Flory E. *L'échec du paradigme de l'État moderne en RDC. Le projet d'un pacte social,* Paris, L'harmattan, 2017, 148 p.

KARAN Abraar, POGGE Thomas, *Ebola and the need for restructuring pharmaceutical incentives*, Journal of global health, vol. 5, n° 1, 2015, 4 p.

KASTLER Florian, *La mutation des institutions internationales en matière de santé*, Les Tribunes de la santé, vol. 51, n° 2, 2016, pp. 65-72.

KEROUEDAN, Dominique, *Géopolitique de la santé mondiale : Leçon inaugurale prononcée le jeudi 14 février 2013*, Paris : Collège de France, 2013, 42 p., [consulté le 19/11/2019], disponible sur : https://books.openedition.org/cdf/2291#notes

KEROUEDAN Dominique, BRUNET-JAILLY Joseph, *Santé mondiale : enjeu stratégique et jeux diplomatiques*, Paris, Presses de la Fondation nationale des sciences politiques, 2016, 481 p.

KLUGE Hans, et al., *Strengthening global health security by embedding the International Health Regulations requirements into national health systems*, BMJ Global Health, 2018, 7 p.

KRIKORIAN Gaëlle, *L'âge de l'accès*, Vacarme, vol. 34, n° 1, 2006, pp. 75-81.

LE MONDE, AFP, *Ebola en RDC : un deuxième vaccin sera introduit mi-octobre*, Le Monde, 23 septembre 2019, [consulté le 16/12/2019], disponible sur : https://www.lemonde.fr/planete/article/2019/09/23/ebola-en-rdc-un-deuxieme-vaccin-sera-introduit-a-la-mi-octobre_6012657_3244.html

MARTINER Tue, *Chronology of Ebola Virus Disease outbreaks, 1976-2014*, Public Health Intelligence.org, [consulté le 25 novembre 2019], disponible sur : http://publichealthintelligence.org/content/chronology-ebola-virus-disease-outbreaks-1976-2014

MBEMBE Achille, *De la postcolonie. Essai sur l'imagination politique dans l'Afrique contemporaine*, Paris, La Découverte, 2020, 296 p.

MBEMBE Achille, *Du gouvernement privé indirect*, Politique africaine, n° 73, 1999, pp. 103-121.

MBEMBE Achille, *Essai sur le politique en tant que forme de la dépense*, Cahiers d'études africaines, n° 173-174, 2004, pp. 151-192.

MBEMBE Achille, « Le principe autoritaire », pp. 17-39, dans : DJERBAL Daho, *In/dépendances*, NAQD, 2013, n° 30, 236 p.

MBEMBE Achille, *Sortir de la grande nuit. Essai sur l'Afrique décolonisée,* La Découverte, Collection « Poche/Essais », 2013, 256 p.

MÉDARD Jean-François, *Clientélisme politique et corruption,* Tiers-Monde, tome 41, n° 161, 2000, pp. 75-87.

MÉDARD Jean-François, *Le « Big Man » en Afrique esquisse d'analyse du politicien entrepreneur*, L'année sociologique, vol. 42, 1992, pp. 167-192.

MÉDARD Jean-François, *Le modèle unique d'« État en question »*, Revue internationale de politique comparée, vol. 13, n° 4, 2006, pp. 681-696.

MÉDARD Jean-François, *L'État et le politique en Afrique*, Revue française de science politique, n° 4-5, 2000, pp. 849-854.

MÉDARD Jean-François, *L'État patrimonialisé,* Politique africaine, n° 39, septembre 1990, pp. 25-36

MÉDECINS SANS FRONTIÈRES, *RDC : la vaccination, nouveau front de la lutte contre Ebola à Beni*, Communiqué de presse, 3 octobre 2019, [consulté le 16 décembre 2019], disponible sur :
https://www.msf.fr/actualites/rdc-la-vaccination-nouveau-front-de-la-lutte-contre-ebola-a-beni

MIGLIANI René, et al., *Maladie à virus Ebola en Guinée : évolution de l'épidémie de son émergence en décembre 2013 à novembre 2015*, Médecine et armée, vol. 2, n° 4, 2016, pp. 149-160.

MILLET-DEVALLE Anne, *Les système internationaux de sécurité à l'épreuve d'une épidémie régionale : la maladie à virus Ebola en Afrique,* Annuaire français de relations internationales, vol. 17, Paris, Université Panthéon-Assas Centre Thucydide, 2016, pp. 505-520.

MINISTÈRE DE LA SANTÉ PUBLIQUE, *Plan National de Développement Sanitaire 2016-2020 Vers la Couverture Sanitaire Universelle*, mars 2016, 97 p., [consulté le 13/12/2019], disponible sur : http://www.nationalplanningcycles.org/sites/default/files/planning_cycle_repository/democratic_republic_of_congo/pnds_2016-2020_version_finale_29_avril_2016.pdf

MOULIN Anne-Marie, « Quand la terre s'arrondit. L'horizon convergent des épidémies d'Orient et d'Occident », dans : *Chapitre IV — Regards extérieurs*, Extrême-Orient Extrême-Occident n° 37, 2014, pp. 233-240.

MULANGU Sabue et al., *A randomized controlled trial of Ebola virus disease therapeutics*, The New England Journal of Medicine, décembre 2019, pp. 2293-2303.

NAEPELS Michel, *Au Congo, une violence sans nombres*, Le Monde, 5 janvier 2018, [consulté le 12/12/2019], disponible sur : https://www.lemonde.fr/idees/article/2018/01/05/au-congo-une-violence-sans-nombres_5237906_3232.html

NAY Olivier (dir), et al., *Lexique de science politique*, 4ème édition, Paris, Dalloz, 2017, 944 p.

NIANG Cheikh Ibrahima, *Ebola : une épidémie postcoloniale*, Politique étrangère, vol. Hiver, n° 4, 2014, pp. 97-109.

OCHA, *DRC Humanitarian Fund*, Annual report 2018, 58 p., [consulté le 12/12/2019], disponible sur : https://www.unocha.org/sites/unocha/files/DRC%20HF%20Annual%20Report%202018.pdf

OKILA Vinc-Denalet, *Conseil de sécurité et renforcement de la lutte contre les pandémies en vertu du chapitre VII de la Charte des Nations unies*, Revue de droit de l'Université de Sherbrooke, vol. 46, n° 2, 2016, pp. 291–324.

OLIVIER DE SARDAN Jean-Pierre, *Du « problème des écarts » aux « normes pratiques », Les régulations informelles au sein des bureaucraties publiques (en Afrique et au-delà)*, Séminaire Territoire et informalité en ville, 2013, [consulté le 22/12/2019], disponible sur : http://www.inverses.org/wp-content/uploads/2013/03/OlivierDeSardan_Normes-pratiques-article-1.pdf

OLIVIER DE SARDAN Jean-Pierre, *À la recherche des normes pratiques de la gouvernance réelle en Afrique*, Discussion paper n° 5, Afrique pouvoir et politique, 2008, 25 p.

OMC, *Accord sur les aspects des droits de propriété intellectuelle qui touchent au commerce (ADPIC)*, Accord de Marrakech instituant l'Organisation mondiale du commerce, Annexe 1C, Marrakech, Organisation mondiale du commerce, 1994, pp. 349-396, [consulté le 27/11/2019], disponible sur : https://www.wto.org/french/docs_f/legal_f/27-trips.pdf

OMS, *Constitution de l'Organisation mondiale de la santé*, Documents fondamentaux, supplément à la 45ème édition, 2006, 18 p., [consulté le 14/11/2019], disponible sur : https://www.who.int/governance/eb/who_constitution_fr.pdf

OMS, *Déclaration d'Alma-Ata sur les soins de santé primaires*, 1978, [consulté le 16/11/2019], disponible sur : https://www.who.int/topics/primary_health_care/alma_ata_declaration/fr/

OMS, *Déclaration sur la réunion du Comité d'urgence du Règlement sanitaire international (RSI) concernant la maladie à virus Ebola en République démocratique du Congo du 17 juillet 2019*, Genève, Communiqué de presse, 17 juillet 2019, [consulté le 18/12/2019], disponible sur : https://www.who.int/fr/news-room/detail/17-07-2019-statement-on-the-meeting-of-the-international-health-regulations-(2005)— emergency-committee-for-ebola-virusdisease-in-the-democratic-republic-of-the-congo-on-17-july-2019

OMS, *Ebola virus disease. Democratic Republic of Congo. External situation report 1*, 7 août 2018, 8 p., [consulté le 17/12/2019], disponible sur : https://apps.who.int/iris/bitstream/handle/10665/273640/SITREP_EVD_DRC_20180807-eng.pdf?ua=1

OMS, *Ebola virus disease. Democratic Republic of Congo. External situation report 70*, 3 décembre 2019, 9 p., [consulté le 15/12/2019], disponible sur : https://www.who.int/publications-detail/ebola-virus-disease-democratic-republic-of-congo-external-situation-report-70-2019

OMS, *Ebola virus disease. Democratic Republic of Congo. External situation report 71*, 10 décembre 2019, 10 p., [consulté le 15/12/2019], disponible sur : https://www.who.int/emergencies/diseases/ebola/drc-2019/situation-reports

OMS, *Ebola virus disease. Democratic Republic of Congo. External situation report 73*, 24 décembre 2019, 11 p., [consulté le 02/01/2020], disponible sur : https://www.who.int/emergencies/diseases/ebola/drc-2019/situation-reports,

OMS, *Évaluation externe conjointe des principales capacités RSI de la République démocratique du Congo*, Genève, 2018, 52 p., [consulté le 15/11/2019], disponible sur : https://extranet.who.int/sph/sites/default/files/jeeta/WHO-WHE-CPI-2018.28-fre.pdf

OMS, *Faire des choix justes pour une couverture sanitaire universelle : rapport final du Groupe Consultatif de l'OMS sur la Couverture Sanitaire Universelle et Équitable*, Genève, Organisation mondiale de la santé, 2015, 74 p., [consulté le 18/11/2019], disponible sur : https://philarchive.org/archive/NORFDC

OMS, *Feu vert pour un deuxième vaccin anti-Ebola en RDC en complément de la « vaccination en anneau »*, Genève, Déclaration du 23 septembre 2019, [consulté le 16/12/2019], disponible sur : https://www.who.int/fr/news-room/detail/23-09-2019-second-ebola-vaccine-to-complement-ring-vaccination-given-green-light-in-drc

OMS, *Implementation of the International Health Regulations (2005),* 2013, 22 p., [consulté le 15/11/2019], disponible sur :
https://apps.who.int/gb/ebwha/pdf_files/WHA66/A66_16-en.pdf

OMS, *Implementation of the International Health Regulations (2005). Report of the Review Committee on Second Extensions for Establishing National Public Health Capacities and on IHR Implementation*, 2015, 26 p., [consulté le 15/11/2019], disponible sur :
https://www.who.int/ihr/B136_22Add1-en_IHR_RC_Second_extensions.pdf?ua=1

OMS, *Les origines de l'épidémie d'Ebola 2014*, *Une année d'épidémie d'Ebola*, janvier 2015, [consulté le 05/12/2019], disponible sur :
https://www.who.int/csr/disease/ebola/one-year-report/virus-origin/fr/

OMS, *Maladie à virus Ebola en Afrique de l'Ouest – mise à jour*, Bulletin d'information sur les flambées épidémiques du 24 juin 2014, [consulté le 05/12/2019.], disponible sur :
https://www.who.int/csr/don/2014_06_24_ebola/fr/

OMS, *Maladie à virus Ebola en Afrique de l'Ouest – mise à jour*, Bulletin d'information sur les flambées épidémiques du 8 août 2014, [consulté le 05/12/2019], disponible sur :
http://www9.who.int/csr/don/2014_08_08_ebola/fr/

OMS, *Maladie à virus Ebola — République Démocratique du Congo*, Bulletin d'information sur les flambées épidémiques du 25 juillet 2018, [consulté le 14/12/2019], disponible sur :
https://www.who.int/csr/don/25-july-2018-ebola-drc/fr/

OMS, *Maladie à virus Ebola — République Démocratique du Congo*, Bulletin d'information sur les flambées épidémiques du 14 novembre 2019, [consulté le 14/12/2019], disponible sur :
https://www.who.int/csr/don/14-november-2019-ebola-drc/fr/

OMS, *Plan national de riposte à l'épidémie de la maladie à virus Ebola dans la province du Nord-Kivu. République Démocratique du Congo. Ministère de la Santé. Comité national de coordination*, 10 août 2018, 21 p., [consulté le 18/12/2019], disponible sur :
https://www.who.int/emergencies/crises/cod/DRC-ebola-disease-outbreak-response-plan-14august2018-1358-FR.pdf?ua=1

OMS, *Plan national de riposte à l'épidémie de la maladie à virus Ebola dans les provinces du Nord-Kivu et de l'Ituri. République Démocratique du Congo. février-juillet 2019*, 13 février 2019, 36 p., [consulté le 18/12/2019], disponible sur :
https://www.who.int/emergencies/crises/cod/drc-ebola-srp-v20190219-fr.pdf?ua=1

OMS, *Rapport mondial de suivi 2017 : la couverture-santé universelle*, Genève, Organisation mondiale de la Santé et Banque internationale pour la reconstruction et le développement, 2018, 16 p., [consulté le 18/11/2019], disponible sur :
https://apps.who.int/iris/bitstream/handle/10665/272598/9789242513554-fre.pdf?ua=1

OMS, *Rapport sur la santé dans le monde 2000. Pour un système de santé plus performant*, France, 2000, 237 p., [consulté le 16/11/2019], disponible sur : https://www.who.int/whr/2000/en/whr00_fr.pdf?ua=1

OMS, *Rapport sur la santé dans le monde 2007 : la sécurité sanitaire mondiale au XXIe siècle : un avenir plus sûr*, 1er août 2007, 91 p., [consulté le 16/11/2019], disponible sur : https://www.who.int/whr/2007/fr/

OMS, *Rapport sur la santé dans le monde 2008. Les soins de santé primaire maintenant plus que jamais*, 2008, 149 p., [consulté le 16/11/2019], disponible sur : https://www.who.int/whr/2008/08_report_fr.pdf?ua=1

OMS, *Règlement Sanitaire International du 25 mai 1951 (Règlement n° 2 de l'Organisation mondiale de la santé)*, Genève, 1951, [consulté le 14/11/2019], disponible sur : https://www.admin.ch/opc/fr/classified-compilation/19510087/index.html,

OMS, *Règlement sanitaire international (2005),* 3ème édition, France, 2007, 100 p., [consulté le 14/11/2019], disponible sur : https://apps.who.int/iris/bitstream/handle/10665/246187/9789242580495-fre.pdf?sequence=1

OMS, *Report of the Ebola Interim Assessment Panel*, juillet 2015, 28 p., [consulté le 06/12/2019], disponible sur : https://www.who.int/csr/resources/publications/ebola/report-by-panel.pdf?ua=1

OMS, *Revised national plan for the response to the Ebola virus disease epidemic in North-Kivu and Ituri provinces. Democratic Republic of Congo,* 18 octobre 2018, 22 p., [consulté le 18/12/2019], disponible sur : https://www.who.int/docs/default-source/documents/spr-ebola-2019/srp2-drc-revised-plan.pdf?sfvrsn=99d6c11f_4

OMS, *Soins cliniques pour les survivants de la maladie à virus Ebola*, Organisation Mondiale de la Santé, 2016, 32 p., [consulté le 18/11/2019], disponible sur : https://www.who.int/csr/resources/publications/ebola/guidance-survivors/fr/

OMS, *Strategic response plan for the Ebola virus disease epidemic in North-Kivu and Ituri provinces. Democratic Republic of Congo. July-December 2019*, 2019, 49 p., [consulté le 18/12/2019], disponible sur : https://www.who.int/docs/default-source/documents/drc-srp4-9august2019.pdf?sfvrsn=679e4d26_2&ua=1

OMS, *Stratégie de coopération de l'OMS avec le pays. République démocratique du Congo. 2008-2013,* 2008, [consulté le 13/12/2019], disponible sur : https://apps.who.int/iris/handle/10665/136999

OMS, *Stratégie de coopération de l'OMS avec le pays. République démocratique du Congo. 2017–2021*, 2017, 72 p., [consulté le 13/12/2019], disponible sur : https://www.who.int/emergencies/crises/cod/rdc-css-2017-2021.pdf?ua=1

OMS, *Vaccin anti-Ebola soutenu par l'OMS : une étape importante a été franchie*, Communiqué de presse, 18 octobre 2019, [consulté le 02/12/2019], disponible sur : http://www.searo.who.int/fr/news-room/detail/18-10-2019-major-milestone-for-who-supported-ebola-vaccine

OMS, *WHO's response to the 2018–2019 Ebola outbreak in North Kivu and Ituri, the Democratic Republic of the Congo. Report to donors for the period august 2018 – june 2019*, 2019, 46 p., [consulté le 17/12/2019], disponible sur : https://www.who.int/docs/default-source/documents/emergencies/drc-ebola-response-srp-1-3-october2019.pdf?sfvrsn=41319fa1_2

ONU, *Charte des Nations Unies*, 1945, [consulté le 07/12/2019], disponible sur : https://www.un.org/fr/sections/un-charter/introductory-note/index.html

ONU, *Échos de la MONUSCO*, vol. 10, n° 87, mars — avril 2019, 28 p., [consulté le 08/12/2019], disponible sur : https://monusco.unmissions.org/sites/default/files/echos_87.pdf

ONU, *Le Conseil demande à la République Démocratique du Congo et au Rwanda d'enquêter sur les massacres commis au Zaïre/RDC*, Communiqué de Presse CS/947, 13 juillet 1998, [consulté le 11/12/2019], disponible sur : https://www.un.org/press/fr/1998/19980713.cs947.html

ONU, *Mission des Nations Unies pour l'action d'urgence contre l'Ebola (MINUAUCE)*, Action mondiale de lutte contre l'Ebola, 2015, [consulté le 08/12/2019], disponible sur :
https://ebolaresponse.un.org/fr/mission-des-nations-unies-pour-action-urgente-contre-ebola

ONU, *RDC : l'ONU condamne l'assassinat d'un animateur radio impliqué dans la lutte contre Ebola*, Communiqué de presse, 4 novembre 2019, [consulté le 18/12/2019], disponible sur :
https://news.un.org/fr/story/2019/11/1055321

ONU, *Résolution 1308 (2000) adoptée par le Conseil de sécurité à sa 4172e séance, le 17 juillet 2000*, 3 p., [consulté le 19/11/2019], disponible sur :
https://undocs.org/fr/S/RES/1308(2000)

OTAYEK René, *« Vu d'Afrique ». Société civile et démocratie. De l'utilité du regard décentré*, Revue internationale de politique comparée, vol. 9, 2002, pp. 193-212.

PAILLETTE Céline, *Épidémies, santé et ordre mondial. Le rôle des organisations sanitaires internationales, 1903-1923*, Monde(s). Histoire, Espaces, Relations, n° 2, Presses universitaires de Rennes, 2002, pp. 235-256.

PAM, *RDC : le PAM accroît son assistance dans l'est du pays suite à la recrudescence des conflits*, Communiqué de presse, 2 juillet 2019, [consulté le 13/12/2019], disponible sur :
https://fr.wfp.org/communiques-de-presse/rdc-le-pam-accroit-son-assistance-dans-lest-du-pays-suite-la-recrudescence

PATTERSON Donna A., « Le virus Ebola : un révélateur d'inégalités biomédicales et une intervention internationale hétérogène », dans : *Autour du virus Ebola — Histoire récente d'Ebola,* Anthropologie et Santé, n° 11, septembre 2015, [consulté le 12/12/2019], disponible sur : https://journals.openedition.org/anthropologiesante/1914

PINCHIN Karen, *Behind the Life-saving Ebola Vaccine is a Story of Missed Opportunity*, Frontline Columbia Journalism Fellowship, 13 août 2019, [consulté le 01/12/2019], disponible sur : https://www.pbs.org/wgbh/frontline/article/behind-the-life-saving-ebola-vaccine-is-a-story-of-missed-opportunity/#comments

PIOT Peter, *L'épidémie du sida. Mondialisation des risques, transformations de la santé publique et développement*, Chaire internationale Savoirs contre pauvreté 2009-2010. Leçon prononcée le 7 janvier 2010, Paris, Collège de France, 2010, [consulté le 19/11/2019], disponible sur : https://books.openedition.org/cdf/174?lang=fr

PIROTTE Gautier, PONCELET Marc, *Éveil des sociétés civiles en milieu urbain et organisations non gouvernementales : les exemples de Cotonou et Lubumbashi*, Autrepart, n° 23, automne 2002, pp. 73-88.

PIROTTE Gautier, *La notion de société civile dans les politiques et pratiques de développement,* Revue de la régulation, n° 7, 2010, [consulté le 20/12/2019], disponible sur : https://journals-openedition-org.ezproxy.u-pec.fr/regulation/7787#quotation

PIROTTE Gautier, *La notion de société civile,* Paris, La Découverte, Collection « Repères », 2018, 128 p.

POURTIER Roland, *La République Démocratique du Congo face au défi démographique*, Paris, Notes de l'Institut Français des Relations Internationales, 2018, 35 p.

RIDDE Valéry, *Politiques Publiques de santé et équité en Afrique de l'Ouest. Le cas de l'Initiative de Bamako au Burkina Faso*, Thèse de doctorat de santé communautaire, sous la direction de Maria De Koninck, Laval, Faculté de médecine et des sciences infirmières, Université Laval, 2005, 683 p.

ROBERTS Nathalie, *RDC : la réponse contre Ebola doit prendre en compte les besoins des populations*, Médecins Sans Frontière, Communiqué de presse, 11 avril 2019, [consulté le 17/12/2019], disponible sur : https://www.msf.fr/actualites/rdc-la-reponse-contre-ebola-doit-prendre-en-compte-les-besoins-des-populations

ROLLET Vincent, « Framing SARS and H5N1 as an Issue of National Security in Taiwan: Process, Motivations and Consequences », dans : *Penser les épidémies depuis la Chine le Japon et la Corée, Chapitre II — Épreuves de souveraineté*, Extrême-Orient Extrême-Occident n° 37, 2014, pp. 141-170.

ROLLET Vincent, « Nouveau concept de sécurité et gestion des épidémies en Chine », dans : *La réforme du droit et les transformations de la notion de la sécurité en Chine*, Politique et Sociétés, vol. 25, n° 2-3, 2006, pp. 69-103.

SCHÜMPERLI YOUNOSSIAN Catherine, DOMMEN Édouard, *Les partenariats public-privé, enjeux et défis pour la coopération au développement*, Annuaire suisse de politique de développement, vol. 24, n° 2, 2005, pp. 9-19.

SENGUPTA Amit, *Couverture sanitaire universelle : Par-delà la rhétorique*, MSP Occasional Paper, n° 20, novembre 2013, Kingston, Municipal Services Project, 2013, 27 p.

SMOUTS Marie-Claude (dir), *Politiques de la biosphère*, Critique internationale, vol. 9, 2000, 176 p.

SPARROW Annie et al., *The Ongoing Ebola Epidemic in the Democratic Republic of Congo, 2018-2019*, The New England Journal of Medicine, 25 juillet 2019, [consulté le 17/12/2019], disponible sur :
https://www.nejm.org/doi/full/10.1056/NEJMsr1904253#article_citing_articles

STEARNS Jason, *L'ancrage social des rébellions congolaises. Approche historique de la mobilisation des groupes armés en République démocratique du Congo*, Afrique contemporaine, vol. 265, n° 1, 2018, pp. 11-37.

STEVENSON alexis, *Les brevets permettent-ils de stimuler l'innovation ?*, BSI economics, 2018, [consulté le 27/11/2019], disponible sur :
http://www.bsi-economics.org/895-brevets-stimuler-innovation-as

THE GLOBAL FUND, *Rapport d'audit Subventions du Fonds mondial à la République de Guinée*, Genève, The Global Fund, octobre 2018, 27 p., [consulté le 18/11/2019] disponible sur :
https://www.theglobalfund.org/media/7870/oig_gf-oig-18-019_report_fr.pdf?u=637066540150000000

THE GLOBAL FUND, *Rapport d'audit Subventions du Fonds mondial à la République de la Sierra Leone*, Genève, The Global Fund, janvier 2019, 26 p., [consulté le 18/11/2019], disponible sur : https://www.theglobalfund.org/media/8360/oig_gf-oig-19-001_report_fr.pdf?u=637001820390000000

THE GLOBAL FUND, *Rapport d'audit Subventions du Fonds mondial à la République du Libéria*, Genève, The Global Fund, octobre 2019, 33 p., [consulté le 18/11/2019], disponible sur : https://www.theglobalfund.org/media/9006/oig_gf-oig-19-019_report_fr.pdf?u=637093245950000000

TILOUINE Joan, *Ebola en RDC : le ministre de la santé démissionnaire révèle « les tentatives d'introduction illégale d'un vaccin expérimental »*, Le Monde Afrique, 26 juillet 2019, [consulté le 17/12/2019], disponible sur : https://www.lemonde.fr/afrique/article/2019/07/26/ebola-en-rdc-le-ministre-de-la-sante-demissionnaire-revele-les-tentatives-d-introduction-illegale-d-un-vaccin-experimental_5493900_3212.html

TILOUINE Joan, *En RDC, la difficile riposte contre le virus Ebola*, Le Monde, 3 juillet 2019, [consulté le 20/12/2019], disponible sur : https://www.lemonde.fr/planete/article/2019/07/03/en-rdc-la-difficile-riposte-contre-le-virus-ebola_5484623_3244.html

UNHCR, *Fact sheet République Démocratique du Congo*, 31 janvier 2019, 9 p., [consulté le 13/12/2019], disponible sur : https://data2.unhcr.org/en/documents/download/68170

VAESSEN Vincent, « Les législations sur le contrat de travail de 1910 et 1922 au Congo Belge : deux intentions et deux modes de décisions opposés », pp. 1213-1254, dans : *Histoire médiévale, moderne et contemporaine*, Revue belge de philologie et d'histoire, tome 79, 2001, 1554 p.

VELASQUEZ German, « Origine et évolution du concept du médicament essentiel promu par I'OMS », dans : *« Investissement-travail » et développement. Des approches et pratiques renouvelées ?,* Tiers-Monde, tome 32, n° 127, 1991, pp. 673-680.

VIGNES Claude-Henri, *Le règlement sanitaire international*, Annuaire français de droit international, vol. 11, 1965. pp. 649-667.

YOUNG Crawford, *Post-Independence Politics in the Congo,* Transition, n° 26, 1996, pp. 34-41.

YOUNG Crawford, TURNER Thomas, *The rise and decline of the zairian state*, London, The University of Wisconsin Press, 1985, 501 p.

Structures éditoriales du groupe L'Harmattan

L'Harmattan Italie
Via degli Artisti, 15
10124 Torino
harmattan.italia@gmail.com

L'Harmattan Hongrie
Kossuth l. u. 14-16.
1053 Budapest
harmattan@harmattan.hu

L'Harmattan Sénégal
10 VDN en face Mermoz
BP 45034 Dakar-Fann
senharmattan@gmail.com

L'Harmattan Cameroun
TSINGA/FECAFOOT
BP 11486 Yaoundé
inkoukam@gmail.com

L'Harmattan Burkina Faso
Achille Somé – tengnule@hotmail.fr

L'Harmattan Guinée
Almamya, rue KA 028 OKB Agency
BP 3470 Conakry
harmattanguinee@yahoo.fr

L'Harmattan RDC
185, avenue Nyangwe
Commune de Lingwala – Kinshasa
matangilamusadila@yahoo.fr

L'Harmattan Congo
67, boulevard Denis-Sassou-N'Guesso
BP 2874 Brazzaville
harmattan.congo@yahoo.fr

L'Harmattan Mali
Sirakoro-Meguetana V31
Bamako
syllaka@yahoo.fr

L'Harmattan Togo
Djidjole – Lomé
Maison Amela
face EPP BATOME
ddamela@aol.com

L'Harmattan Côte d'Ivoire
Résidence Karl – Cité des Arts
Abidjan-Cocody
03 BP 1588 Abidjan
espace_harmattan.ci@hotmail.fr

L'Harmattan Algérie
22, rue Moulay-Mohamed
31000 Oran
info2@harmattan-algerie.com

L'Harmattan Maroc
5, rue Ferrane-Kouicha, Talaâ-Elkbira
Chrableyine, Fès-Médine
30000 Fès
harmattan.maroc@gmail.com

Nos librairies en France

Librairie internationale
16, rue des Écoles – 75005 Paris
librairie.internationale@harmattan.fr
01 40 46 79 11
www.librairieharmattan.com

Lib. sciences humaines & histoire
21, rue des Écoles – 75005 Paris
librairie.sh@harmattan.fr
01 46 34 13 71
www.librairieharmattansh.com

Librairie l'Espace Harmattan
21 bis, rue des Écoles – 75005 Paris
librairie.espace@harmattan.fr
01 43 29 49 42

Lib. Méditerranée & Moyen-Orient
7, rue des Carmes – 75005 Paris
librairie.mediterranee@harmattan.fr
01 43 29 71 15

Librairie Le Lucernaire
53, rue Notre-Dame-des-Champs – 75006 Paris
librairie@lucernaire.fr
01 42 22 67 13

www.ingramcontent.com/pod-product-compliance
Lightning Source LLC
LaVergne TN
LVHW010943061026
849535LV00007B/2544

* 9 7 8 2 1 4 0 2 5 6 0 2 8 *